国家卫生健康委员会"十三五"规划教材

全国高等学校教材 | 供听力与言语康复学专业用

听力学实训教程

主　　编　**王　硕**

副主编　**李　蕴**

编　者　（以姓氏笔画为序）

王　硕（首都医科大学附属北京同仁医院）

王　媛（首都医科大学附属北京同仁医院）

亓贝尔（首都医科大学附属北京同仁医院）

刘　刚（首都医科大学附属北京同仁医院）

刘　辉（首都医科大学附属北京同仁医院）

刘冬鑫（首都医科大学附属北京同仁医院）

李　蕴（上海交通大学医学院附属第九人民医院）

李玉玲（首都医科大学附属北京同仁医院）

陈　静（首都医科大学附属北京同仁医院）

陈建勇（上海交通大学医学院附属新华医院）

郭　莹（英国伦敦大学学院附属皇家国家耳鼻喉科及伊士曼口腔医院）

董瑞娟（首都医科大学附属北京同仁医院）

程晓华（首都医科大学附属北京同仁医院）

傅新星（首都医科大学附属北京同仁医院）

冀　飞（中国人民解放军总医院）

主编助理　**董瑞娟**（首都医科大学附属北京同仁医院）

人民卫生出版社

·北　京·

图书在版编目（CIP）数据

听力学实训教程 / 王硕主编. —北京：人民卫生
出版社, 2023.12
本科听力与言语康复学专业教材
ISBN 978-7-117-35594-0

Ⅰ. ①听…　Ⅱ. ①王…　Ⅲ. ①听力障碍－康复医学－
高等学校－教材　Ⅳ. ①R764.43

中国国家版本馆 CIP 数据核字（2023）第 218053 号

人卫智网　**www.ipmph.com**	医学教育、学术、考试、健康， 购书智慧智能综合服务平台	
人卫官网　**www.pmph.com**	人卫官方资讯发布平台	

听力学实训教程

Tinglixue Shixun Jiaocheng

主　　编：王　硕
出版发行：人民卫生出版社（中继线 010-59780011）
地　　址：北京市朝阳区潘家园南里 19 号
邮　　编：100021
E - mail：pmph @ pmph.com
购书热线：010-59787592　010-59787584　010-65264830
印　　刷：人卫印务（北京）有限公司
经　　销：新华书店
开　　本：787 × 1092　1/16　印张：16
字　　数：349 千字
版　　次：2023 年 12 月第 1 版
印　　次：2024 年 1 月第 1 次印刷
标准书号：ISBN 978-7-117-35594-0
定　　价：98.00 元

打击盗版举报电话：**010-59787491**　**E-mail: WQ @ pmph.com**
质量问题联系电话：**010-59787234**　**E-mail: zhiliang @ pmph.com**
数字融合服务电话：**4001118166**　**E-mail: zengzhi @ pmph.com**

出版说明

为了深入贯彻教育部《国家中长期教育改革和发展规划纲要（2010—2020年）》和卫生部《国家医药卫生中长期人才发展规划（2011—2020年）》，加快落实全国卫生与健康大会精神和《"健康中国2030"规划纲要》，满足人民日益增长的听力言语康复的健康需求，我国听力与言语康复学专业学科发展和人才培养迫在眉睫。2012年教育部正式设立了听力与言语康复学专业（101008T）并将其纳入《普通高等学校本科专业目录》，这标志着听力与言语康复学教育事业步入了更加正规化的发展模式。2015年人力资源和社会保障部将"听力师"作为职业资格纳入了《中华人民共和国职业分类大典》，这标志着"听力师"将成为正式的国家职业需求。按照全国卫生健康工作方针、医教协同综合改革精神，以及传统媒体和新兴媒体深度融合发展的要求，通过对本科听力与言语康复学专业教学实际情况全面、深入而详细的调研，人民卫生出版社于2016年启动了全国高等学校本科听力与言语康复学专业第一轮规划教材的编写，同时本套教材被纳入国家卫生健康委员会"十三五"规划教材系列。

我国的听力与言语康复学专业教育历经二十余载的努力和探索，发展出了一条具有中国特色的听力与言语康复学专业人才培养道路。本套全国高等学校本科听力与言语康复学专业第一轮规划教材的启动，对于我国听力与言语康复学高等教育，以及听力与言语康复学专业的发展具有里程碑式的意义，对促进人民群众听力和言语康复健康至关重要，可谓功在当代、利在千秋。

本轮教材坚持中国特色的医学教材建设模式组织编写并高质量出版，即根据教育部培养目标、国家卫生健康委员会用人要求，由国家卫生健康委员会领导，部委医教协同指导，中国高等教育学会医学教育专业委员会组织，相关教材评审委员会论证、规划和评审，知名院士、专家、教授指导、审定和把关，各大院校积极支持参与，专家教授认真负责编写，人民卫生出版社权威出版的八大环节共筑的中国特色医药教材建设体系，创新融合推进我国医药学教材建设工作。

全国高等学校本科听力与言语康复学专业第一轮规划教材的编写特点如下：

1. 深入调研，顶层设计 本套教材的前期调研论证覆盖了全国12个省区市，20所院校、医院和研究机构（涵盖9所招生院校，1所停招生院校和1所拟招生院校），同时我们通过查阅文献政策和访谈专家院士形式，调研了听力与言语康复学专业教育体系较成熟的欧美国家现状。调研论证结果全面展现了我国听力与言语康复学专业学科发展现状、水平和质量，以及人才教育培养的理念、模式和问题，为全面启动并精准打造我国本专业领域首轮高质量规划教材奠定了基础。

2. 权威专家,铸造原创　本套教材由知名院士领衔,编写团队由来自 16 所院校单位的 14 名主编、18 名副主编和 183 名编者组成。主编、副主编和编者均为长期从事一线教学和临床工作的听力学和言语康复学领域的著名专家,经历了 2 年的编写,期间反复审稿、多次易稿,竭力打造了国内第一套原创性和学术价值极高的、总结丰富教学成果的本科听力与言语康复学专业教材。

3. 多次论证,优化课程　经与国内外专家多次论证,确定了本轮教材"11+2"的核心课程体系,即 11 本理论教材和 2 本实训教材。11 本理论教材包括:①《听力学基础》介绍物理声学、听觉解剖生理和心理声学的听力学理论知识;②《耳鼻咽喉疾病概要》介绍听力与言语康复学相关的耳鼻咽喉疾病;③《诊断听力学》介绍 8 项听力学与前庭功能检测技术;④《儿童听力学》介绍儿童听觉言语发育、评估技术和听力康复内容;⑤《康复听力学》介绍成人和儿童听觉言语康复训练相关内容;⑥《助听器及其辅助设备》介绍助听器及其辅助设备原理和验配技术;⑦《人工听觉技术》介绍人工耳蜗、人工中耳等人工听觉技术;⑧《宏观听力学与市场营销学》介绍听力学相关宏观政策和市场营销内容;⑨《言语科学基础》介绍言语科学、语音学、语言学相关理论;⑩《言语康复学》介绍 9 项言语康复技术;⑪《语言康复学》介绍语言康复学相关理论和技术。2 本实训教材包括:①《听力学实训教程》介绍听力学和前庭功能检测实操技术,含操作视频;②《言语语言康复实训教程》介绍言语康复和语言康复的实操技术,含操作软件。

4. 夯实理论,强化实践　严格按照"三基、五性、三特定"原则编写教材。注重基本知识、基本理论、基本技能;确保思想性、科学性、先进性、启发性、适用性;明确特定目标、特定对象、特定限制。

5. 整体规划,有机融合　本轮教材通过调整教材大纲,加强各本教材主编之间的交流,进行了内容优化、相互补充和有机融合,力图从不同角度和侧重点进行诠释,避免知识点的简单重复。

6. 纸数融合,服务教学　本轮教材除了传统纸质部分外,还构建了通过扫描教材中二维码可阅读的数字资源。全套教材每章均附习题,2 本实训教材附实操视频和软件,供教师授课、学生学习和参考用。

7. 严格质控,打造精品　按照人民卫生出版社"九三一"质量控制体系,编写和出版高质量的精品教材,为行业的发展形成标准和引领,为国家培养高质量的听力与言语康复学专业人才。

　　全国高等学校本科听力与言语康复学专业第一轮规划教材系列共 13 种,将于 2022 年 8 月前全部出版发行,融合教材的全部数字资源也将同步上线,供教学使用。希望各位专家学者和读者朋友多提宝贵意见和建议,以便我们逐步完善教材内容、提高教材质量,为下一轮教材的修订工作建言献策。

教材目录

序

听力和言语语言功能是人类生命历程中最重要的不可或缺的生理功能。在漫长的社会进化过程中，人类在与各种疾病的抗争中，对听力和语言的认知已经有了丰富积累，形成了专门学问，构成了知识传承的基石。

近百年来，社会学、生物学、临床医学专家在听力学与言语语言学以及相关康复学研究方面做了大量工作，逐渐形成了比较系统的专业理论知识。深刻理解健康人听力与言语语言功能在社会生活的重要意义，才会对相关疾病带来的危害有正确的认知。

进入新世纪，在国家由温饱型社会向小康社会的发展进程中，在卫生与健康领域，维系健康、防病治病成为健康中国建设的重要任务。良好的听力与言语语言功能作为健康的核心标志，其重要性有了新的提升。

为适应社会的飞速发展，满足人民群众日益增长的医疗健康服务需求、满足医学人才教育、健康普及以及防病治病的客观需求，似乎被纳入边缘学科的听力与言语康复学，作为规划教材中不可缺少的重要组成呼之欲出。

在人民卫生出版社的统一组织安排下，我国首套听力与言语康复学专业教材编撰工作正式启动。我们整合了国家听力与言语康复学领域最有代表性的百余位专家，希望从听力学和言语康复学两个方面，完成这个具有历史意义的系列规划教材撰写任务。

作为一项世纪工程，听力与言语康复学专业13本教材代表了国家当今在该领域科研、临床、教学的最高水准。撰写中，专家们不仅注重了历史传承，而且注重了当今科学技术进步对学科发展的巨大影响，更关注了今后发展的大趋势，是一套具有时代特点的国家规划教材。希望这套新教材的出版发行，在国家听力与言语康复的标准化体系建设中，像一面高高飘扬的旗帜，带领学科进步，引领时代发展。

新时代新发展，大数据、互联网、人工智能带来的新技术、新手段、新方法不断涌现。这套教材力求尽善完美，要求内容客观准确，囊括时代进步的完整知识结构，然而美中不足的感觉时隐时现，挥之不去，也许会留有缺憾。好在再版还有机会，尽善尽美的追求永远在路上……

韩德民

2019 年 9 月

前　　言

听力与言语康复学在我国尚属新兴学科，其人才队伍建设还无法满足我国听力损失者对于临床听力学服务的需求。听力与言语康复学专业人才需要具备的重要能力之一，是能够熟练掌握听力检测技术与言语语言康复技术及其评估与干预的原则和方法，并能够将检测技术熟练综合地应用于实践工作中。精准的耳科疾病诊断、人工听觉技术干预以及听觉言语康复方案制定离不开准确的听力学检查结果。然而，目前在临床一线从事听力学检查工作的技术人员，绝大多数都是"半路出家"，导致了目前不同地区听力学检查结果的准确性良莠不齐。

《听力学实训教程》的编写不仅面向全国范围内开办听力与言语康复学专业的学生和教师，同样适用于特殊教育专业、康复医学专业的学生，也适用于在医疗机构、康复机构、特教机构以及助听器验配机构从事听力学相关工作的从业者。本教材的编写目的是规范听力学检查技术的操作，为本科听力与言语康复学专业院校提供教材，为从业人员提供帮助，规范和提高听力学检查的临床水平，帮助读者为助听器与人工耳蜗使用者提供专业的调试服务，避免在临床实践工作中出现错误。

本教材涵盖了临床常用的听力学检查技术、前庭功能检查技术以及助听器验配和人工耳蜗调试技术，较全面地覆盖了作为一名听力师需要具备的听力学检查与康复技术范畴。本书作为全国高等学校本科听力与言语康复学专业第一轮规划教材中的 1 册，也是整套教材中两本以介绍技术规范化操作为目的教材之一，具有以下编写特色。

1. 本教材编写团队均具有听力与言语康复学专业教育背景，从事临床听力学检查技术工作数年，具有丰富的临床经验，参编多部专著，主持或参与国家级 / 省部级课题的研究工作。

2. 本教材详细介绍了听力学相关各项检查技术操作规范，结合了部分操作技术的国际标准与国家标准，借鉴了国内外听力学检查技术操作指南，在理论知识基础上详细阐述了技术操作要点。

3. 本教材通过使用文字、流程图、图片、视频等方式呈现，并在一些基础技术操作章节加入了操作视频（可通过扫描二维码观看），供读者可以在学习理论的同时，观看技术操作视频，理论结合实践更有益于知识的掌握。

4. 建议本教材结合全套教材中的《诊断听力学》《助听器及其辅助设备》和《人工听觉技术》配套使用。

5. 听力学检查技术的操作规范要点不受测试设备型号影响。鉴于视频拍摄的可行性，本教材在拍摄操作视频时以一台设备为准进行操作讲解。由于不同型号测试设备可能实现相同功能的测试键或界面会有所差别，请读者灵活应用。

2021 年世界卫生组织发布的 *World Report on Hearing*（《世界听力报告》）中，明确提出了听力健康对于全生命周期的重要意义。本教材中涉及的听力学检查技术也覆盖了全生命周期——为出生 3 天的新生儿进行听力筛查、针对不同年龄阶段儿童采用不同的测听方法，以及适用于全生命周期的客观听力学检查方法。合格的听力师不仅需要具备技术操作能力，还应该具备解读听力学检查结果的能力、基于不同疾病特点综合分析各项主客观听力学检查结果的能力以及对听力检查结果纠错的能力。因此，本教材不仅聚焦听力学检查技术的规范化操作，最后一章为读者呈现了不同耳科疾病可能会呈现的听力学检查结果特点，以及交叉印证对于疾病诊断的必要性。

听力学作为交叉学科，涵盖了听觉电生理学、声学、物理学、影像学、生物医学工程学等学科的科技与智慧。在人工智能和医疗健康大数据飞速发展的时代，听力学检查与康复技术势必会搭车前行，更多智能技术会不断涌现，服务临床听力学工作。在线测听、远程助听器调试、远程人工耳蜗调试等都是新时代发展的产物，尚需要更多的临床使用经验来规范其技术操作标准，未来可以作为听力学检查技术的有益补充。

感谢为本教材编写提供帮助的所有同道们，为拍摄视频提供帮助者。本教材尚有一些技术规范未能提供相应视频，在阅读过程中读者也可能会发现不足与错误，恳请同道们加以指正。

王　硕

2023 年 9 月

目　　录

目　录

第一章　测试设备校准

听力学的测试多是通过观察或记录声刺激所引出的反应评估听觉系统的功能。为确保各种听力学测试结果的准确，必须对听力学诊疗、康复、研究所用的测试设备进行校准（calibration）。校准指的是，在规定条件下，为确定测量仪器或测量系统所指示的量值与对应的标准量值之间关系的一组操作。听力学测试设备的校准，主要是检验所用设备换能器发出的声音信号在频率、强度和时间等方面是否符合相关标准的规定。在我国，纯音听力计、声导抗仪等均属于根据国家计量标准每年必须进行校准的医疗器械。除此之外，如下情况也需对测试设备进行校准：①新启用的设备应对照说明书运行所有功能，校准各项指标；②已使用一段时间的设备应按标准规定定期进行校准；③设备搬动、维修或者更换换能器之后必须重新进行校准；④测试时发现测试结果与预期值或经验值发生显著偏差时应立即进行校准；⑤用于科学实验研究的测听设备应在每个课题的实验开始前和在实验过程中每天开始前都进行校准。

现行国家标准 GB/T 7341《电声学　测听设备》分为以下部分：

第 1 部分：纯音听力计（GB/T 7341.1）。

第 2 部分：言语听力计（GB/T 7341.2）。

第 3 部分：短时程测试信号（GB/T 7341.3）。

第 4 部分：延伸高频的测听设备（GB/T 7341.4）。

第 5 部分：耳声阻抗 / 导纳的测量仪器（GB/T 7341.5）。

除上述 5 个部分以外，第 6 部分：耳声发射的测量仪器（GB/T 7341.6）和第 7 部分：听性脑干反应的测量仪器（GB/T 7341.7）都已经在制定过程中。

不同测听设备的输出信号及所用的换能器不同。各种设备都要对声信号的输出级、频率偏差、谐波失真等指标进行检定，特别是要对信号依据标准进行基准等效阈级即听力零级的校准。听力零级的校准是测听设备校准最主要的内容。

本章介绍纯音听力计的基本校准方法，主要介绍最常用的压耳式气导耳机、骨振器的零级校准和使用扬声器在声场条件下进行测听的信号校准。

 **第一节 纯音听力计的基本校准**

一、纯音听力计校准依据的标准

与听力学有关的国际标准是由国际标准化组织（International Organization for Standardization，ISO）第 43 分委会——声学技术委员会和国际电工委员会（International Electrotechnical Commission，IEC）第 29 分会——电声学技术委员会制定的。相应地，与听力学有关的国家标准是由全国声学标准化技术委员会和全国电声学标准化技术委员会制订。这两个组织都是 ISO 和 IEC 的成员，负责对国际标准的转化和国家标准的制订和修订。

（一）关于纯音听力计设备的国家标准

国家标准 GB/T 7341.1—2010《电声学测听设备第 1 部分：纯音听力计》（等同采用 IEC 60645-1：2001）中，规定了对纯音听力计的通用要求。这一标准旨在保证，符合该标准的不同听力计，按照标准规定的测听方法得到的听阈结果基本相同。其中对声信号的频率偏差、谐波失真、衰减器的线性度、上升或下降时间做了规定，并给出了对使用压耳式耳机、插入式耳机、耳罩式耳机、骨振器和扬声器的听力计进行校准的规范。

（二）关于测听设备基准零级的国家标准

全国声学标准化技术委员会等同采用国际标准化组织 ISO 公布的 ISO 389 系列标准，形成了关于校准测听设备基准零级的系列标准。

1. GB/T 4854.1—2004 压耳式耳机纯音基准等效阈声压级。

2. GB/T 16402—1996 插入式耳机纯音基准等效阈声压级。

3. GB/T 4854.3—1998 骨振器纯音基准等效阈力级。

4. GB/T 4854.4—1999 窄带掩蔽噪声的基准级。

5. GB/T 4854.5—2008 8kHz～16kHz 频率范围纯音基准等效阈声压级。

6. GB/T 4854.6—2014 短时程测试信号的基准等效阈声压级。

7. GB/T 4854.7—2008 自由场与扩散场测听的基准听阈。

8. GB/T 4854.8—2007 耳罩式耳机纯音基准等效阈声压级。

表 1-1-1 给出了不同换能器听力零级的参考标准和测量方法所依据的国家标准或 IEC 标准。

表 1-1-1 听力零级和测量方法的参考标准

换能器类型	基准听阈值	耳模拟器或测量方法
压耳式耳机	GB/T 4854.1	GB/T 25498.1
		GB/T 25498.3
插入式耳机	GB/T 16402	IEC 60318-4
		IEC 60318-5

续表

换能器类型	基准听阈值	耳模拟器或测量方法
耳罩式耳机	GB/T 4854.5	GB/T 25498.1
	GB/T 4854.8	IEC 60318-2
骨振器	GB/T 4854.3	GB/T 15951
扬声器	GB/T 4854.7	GB/T 16296

二、校准器具和设备

校准纯音听力计用到的校准或检定装置主要包括标准计量器具和配套测量设备：①标准器具主要包括声耦合器、耳模拟器（仿真耳）、力耦合器（仿真乳突）等；②配套测量设备包括传声器、前置放大器、测量放大器、滤波器和频率计等，其中前置放大器、测量放大器和滤波器等可整合为一个设备，称为声级计。

1. 声耦合器　声耦合器也叫声耦合腔，是具有符合标准规定的内部形状和体积的封闭含气腔。进行校准时，传声器通过声耦合器与声源（如压耳式耳机、插入式耳机等）耦合测量声压。声耦合腔中的封闭空间保证了测量条件的一致性。校准不同的换能器，所使用的声耦合器不同，所接的测量传声器的规格也不同。为了使耳机与声耦合器严密封闭不漏声，须对耳机施以(4.5 ± 0.5)N 的静态力，其中不包括耳机自重（图1-1-1）。

校准压耳式耳机的声耦合器为 6cm^3 耦合器，符合 IEC 60318-3 的规定，配接声压型传声器，频率范围为 125～8 000Hz。Beyer DT 48 带平耳垫的压耳式耳机和 TDH39 带 MX41（或 51）/AR 耳垫的压耳式耳机即由这种耦合器校准。

临床上还会用到插入式耳机。其校准用声耦合器为 2cm^3 耦合器，本章不做详述。

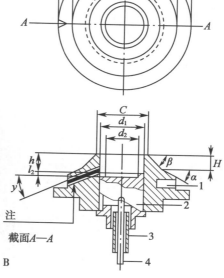

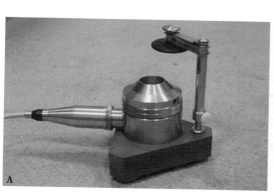

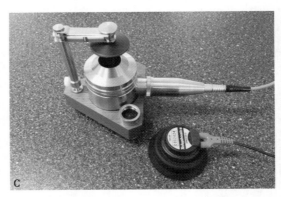

图 1-1-1 校准压耳式耳机的 6cm³ 声耦合器（声耦合腔）

A. 6cm³ 耦合器外观图（金属立柱上的白色旋钮用于调节静态力）；B. 6cm³ 声耦合器形状及关键尺寸（1. 温度计孔；2. 传声器；3. 屏蔽接地；4. 触针）；C. 6cm³ 声耦合器和耳机连接图（工作时待测耳机扣于黑色圆垫下）。

2. 耳模拟器　耳模拟器又称仿真耳，其外观和作用都与声耦合器类似，也是一种测量耳机输出声压级的装置，只是耳模拟器模拟了人耳的声阻抗特性，而声耦合器没有这个特性。耳模拟器分为两类，即校准压耳式测听耳机用耳模拟器（简称压耳式耳模拟器）和校准插入式耳机用堵塞式耳模拟器。压耳式耳模拟器的设计与制造应符合 IEC 60318-1 标准的要求，由硬质的、稳定的和非磁性的材料制成（如黄铜），它包括一个测量声压的传声器和三个耦合腔（图 1-1-2A），圆锥形主腔的剖面图如图 1-1-2B。三个耦合腔构成一个结构接近于人的平均外耳声学特性的声网络。进行校准测量时，传声器通过耳模拟器与声源（如压耳式耳机、插入式耳机等）耦合测量声压（图 1-1-2C）。为了使耳机与耳模拟器严密封闭不漏声，须对耳机施以（4.5±0.5）N 的静态力，其中不包括耳机自重。

校准插入式耳机用堵塞式耳模拟器本章不做详述。

3. 力耦合器　骨导测听使用的换能器是骨振器。骨振器将电子振荡信号转换为机械振动，并且能与人体头部的颅骨结构（通常是乳突）耦合，通过振动颅骨直接产生骨导听觉。校准骨振器的标准器具是力耦合器，也叫仿真乳突（artificial mastoid）。力耦合器内部的机电换能器可测量骨振器与力耦合器接触面间的交变

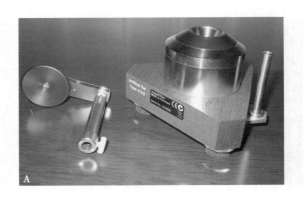

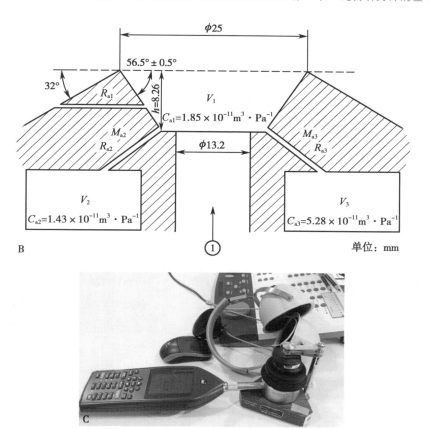

$\phi 25$

$56.5° \pm 0.5°$

$32°$

R_{a1}

$h=8.26$

V_1

$C_{a1}=1.85 \times 10^{-11} \mathrm{m}^3 \cdot \mathrm{Pa}^{-1}$

M_{a2}

R_{a2}

M_{a3}

R_{a3}

$\phi 13.2$

V_2

$C_{a2}=1.43 \times 10^{-11} \mathrm{m}^3 \cdot \mathrm{Pa}^{-1}$

V_3

$C_{a3}=5.28 \times 10^{-11} \mathrm{m}^3 \cdot \mathrm{Pa}^{-1}$

B

①

单位：mm

C

图 1-1-2　校准压耳式耳机的耳模拟器（仿真耳）

A. 压耳式耳模拟器外观图，金属立柱上的白色旋钮用于调节静态力；B. 压耳式耳模拟器剖面示意图，1 为传声器；C. 使用压耳式耳模拟器校准头戴式耳机时的设备连接示意图，待测耳机扣于黑色圆垫下。

振动力（图 1-1-3）。通常使用的 B-71 骨振器具有面积为 $175\mathrm{mm}^2$ 的平圆顶接触面，在校准时，需施加（5.4 ± 0.5）N 的静态力，以使骨振器与力耦合器以标准规定的力阻抗耦合。

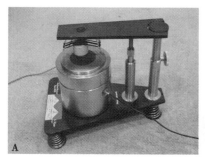

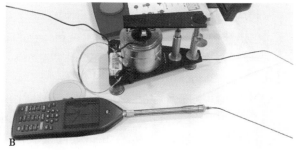

图 1-1-3　力耦合器（仿真乳突）

A. 力耦合器实物图；B. 力耦合器工作连接图。

5

4. 传声器　传声器（microphone）也叫麦克风，是将声信号转换为相应电信号的声电换能器。根据换能原理不同，传声器有动圈、电容、压电等多种类型。相对而言，电容传声器灵敏度高、性能稳定、频响曲线平滑、动态范围大，因此在测量中使用较多。此外，根据传声器本身对于声场的影响，传声器还可分为压力场型（也叫声压型）传声器和自由场型（也叫声场型）传声器。压力场型传声器适用于测量封闭耦合腔的声压级，此时传声器构成壁面的一部分，测量得到的是壁面自身上的声压级，因此常用于耳机的输出测量。自由场型传声器所测得声压是消除了传声器对声场影响后的声压，其自由场灵敏度平直，具有平坦的频率响应，适用于声场下的校准测量。通常，压力场型传声器的型号尾号为偶数，自由场型传声器的型号尾号为奇数。在校准测量过程中，传声器的安装和摘取务必在声级计关机的情况下进行（图1-1-4）。

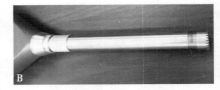

图 1-1-4　传声器及其与声级计的连接
A. 各种尺寸的传声器；B. 传声器与声级计连接。

5. 声级计　声级计是测量声压级的工具，可集成传声器、信号处理器和具有规定动态特性的显示器（图1-1-5）。信号处理器包括规定的且可控制频率响应的放大器、衰减器、计权网络、时间积分器或时间平均器。

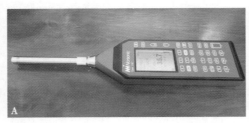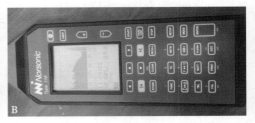

图 1-1-5　声级计
A. 安装了传声器的声级计；B. 声级计显示屏和测量参数设置面板。

（1）主要性能参数

1）检波模式：分为均方根值（root mean square，RMS）和峰值（peak）。

2）时间计权：慢挡（时间常数为1 000ms）、快挡（时间常数为125ms）和脉冲（时间常数为35ms）。

3）频率计权网络：A计权、C计权、线性计权（有的也叫Z计权）和全通。

（2）主要测量参数：①声压级（sound pressure level，SPL）；②等效连续声压级（Leq）；③声暴露级（SEQ）；④测量期间最大声压级（Max）；⑤测量期间最小声压级（Min）。

使用声级计进行纯音信号的零级校准测量时，通常采用线性频率计权、慢挡时间计权、以 RMS 方式检波，测量声压级。所测量的频率采用优选 1/3 倍频程频率，从低到高依次为：80Hz、100Hz、125Hz、160Hz、200Hz、250Hz、315Hz、400Hz、500Hz、630Hz、800Hz、1 000Hz、1 250Hz、1 600Hz、2 000Hz、2 500Hz、3 150Hz、4 000Hz、5 000Hz、6 300Hz、8 000Hz。

三、压耳式耳机零级校准

纯音测听的零级校准过程即将换能器（压耳式耳机、插入式耳机或骨振器）与耳模拟器或声耦合器及声级计连接，将听力计置于校准状态，使用声级计逐个频率测量耳模拟器或声耦合器中换能器的输出强度，将声级计读数与听力计显示的输出听力级之差和国家标准规定的基准等效阈声压级（即听力零级，0dB HL）相对照，如果有较大差别，则进行相应的输出调整，直至符合国家标准规定的测量不确定度。在校准过程中切换频率时，应注意使声级计滤波器的频率与听力计频率同步。

对压耳式耳机进行听力零级校准时，依照以下步骤操作。

1. 换能器与声耦合器或耳模拟器的耦合　将待校准的压耳式耳机以无声泄露的方式安装到耳模拟器或声耦合器上，耳机应置于耳模拟器或声耦合器上端的边缘上。为使耳机与耳模拟器或声耦合器严密封闭，调节耳模拟器或声耦合器所附金属立柱上的旋钮，以对耳机施以（4.5±0.5）N 不包括耳机自重的静态力。声级计与声耦合器按照上图所示方法连接（图 1-1-1）。声级计与耳模拟器按照上图所示方法连接（图 1-1-2）。

2. 声级计的设置　使用压力场型传声器。使用声级计设置为以均方根方式检波、线性频率计权、慢挡时间计权，测量结果以声压级表示（图 1-1-5B）。

3. 听力计的校准状态　通常听力计的工作状态都分为两种：工作状态（或称工作模式）和校准状态（或称校准模式）。通常临床测听时听力计都处于工作状态。在进行校准时，需使听力计进入校准状态。不同听力计进入校准状态的方法不同。有的需要拨动后面板上的校准跳线，有的须按住面板上指定的按钮开机，有的使用独立的校准软件控制听力计进入校准状态。进入校准状态后选择相应换能器（压耳式耳机）和信号（纯音）。按下给声持续键发送校准音。

4. 基准等效阈声压级（标准值）　听力零级标准是针对不同类型的换能器（耳机）和与之适配的声耦合器（耳模拟器）或力耦合器制订的。也就是说，对不同换能器都有一个特定的零级标准。听力计校准实质就是根据这些标准对各种换能器的听力零级进行调节，以使测听结果的表达与国际保持一致和统一。对于气导耳机，听力零级称为基准等效阈声压级（reference equivalent threshold sound pressure level，RETSPL）。对于骨振器，听力零级称为基准等效阈力级（reference equivalent threshold force level，RETFL）。对于声场测听，听力零级称为基准听阈。这是通过大量 18～25 岁的耳科正常青年男女对每个测试频率听阈声压级（dB SPL）的中位数，即该频率的听力零级（0dB HL）相当于多少 dB SPL。

国家标准 GBT 4854.1—2004《声学校准测听设备的基准零级第 1 部分：压耳式耳机纯音基准等效阈声压级》规定了声耦合器和耳模拟器中的基准等效阈声压级。附录 1 列出了常用的耳模拟器中的基准等效阈声压级。

5. 结果存储和验证　完成校准过程后,应将校准结果进行存储。左、右耳机的校准后数据分别存储。存储后使听力计退出校准状态,仍然保持测量设备的连接,在工作状态下逐频率发送纯音,对照国家标准进行复核,以确保校准数据已正确调整和储存。

四、骨振器零级校准

1. 换能器与仿真乳突的耦合　去掉骨振器的头绷,使其顶端的平圆顶接触面与力耦合器紧密相贴,通过相应调节装置对系统施加(5.4±0.5)N 的静态力,以使骨振器与力耦合器以标准规定的力阻抗耦合(图 1-1-3B)。

2. 振动力级的测量　力耦合器内部的机电换能器可测量骨振器与力耦合器接触面间的交变振动力。

3. 听力计的校准状态　按照听力计说明书指示方法使听力计进入校准状态。进入校准状态后选择相应换能器(骨振器)和信号(纯音)。按下给声持续键发送校准音。

4. 基准等效阈力级(标准值)　与气导耳机的校准过程类似,骨振器的零级校准过程即是在听力计校准状态下依次改变纯音听力计的频率,然后从测量放大器上读出力耦合器的输出电压值(dB),根据力耦合器的灵敏度和频率响应,计算骨导听力零级(基准等效阈力级)实际值,与国家标准规定的基准等效阈力级(即 0dB HL)相对照并作相应的输出调整,直至符合国家标准规定的测量不确定度。

国家标准 GBT 4854.3—1998《声学校准测听设备的基准零级第 3 部分:骨振器纯音基准等效阈力级》规定了仿真乳突上的基准等效阈力级(附录 2)。

5. 结果存储和验证　校准结束后应将校准结果进行存储,左、右两个输出通道的校准数据应分别存储。存储后使听力计退出校准状态,仍然保持测量设备的连接,在工作状态下逐频率发送纯音,对照国家标准进行复核,以确保校准数据已正确调整和储存。

(冀　飞)

第二节　声场校准

在听力测试中经常会选用扬声器作为换能器,在声场环境下测试患者双耳聆听由一只或多只扬声器发出的声信号时的听阈。声场测听中同样存在零级校准的问题。

一、声场的构建

(一)声场的类型

用于声场测听的环境会有很大变化。ISO 标准和国家标准规定了下列三种类型的声场,用户需考虑决定哪种声场更适用。

1. 自由声场　自由声场应满足以下要求。

（1）扬声器应位于坐姿受试者头部的高度，参考轴径直穿过参考点。参考点与扬声器之间的距离应至少为1m。

（2）当受试者及其座椅不在时，在偏离参考点轴线左右及上下各0.15m处，扬声器产生的声压级与其在参考点的声压级之差，对小于等于4 000Hz的任意测试频率，应不超过±1dB，4 000Hz以上的任意测试信号，应不超过±2dB。并且参考点轴线左右各0.15m的两位置声压级之差，对4 000Hz以上的任何频率，应不超过3dB。

（3）当受试者及其座椅不在时，在参考轴上，距离参考点前、后各0.15m处，与扬声器在参考点产生的声压级之差值，与声压距离反比定律理论值的偏差，对任意测试信号，应不超过±1dB。

自由声场的要求只有在消声室内才能满足，因此不适用于临床上的声场测听。

2. 扩散声场 扩散声场应满足以下要求。

（1）当受试者及其座椅不在时，用全向性传声器测量，对任意测试信号，在偏离参考点轴线前、后、左、右、上、下0.15cm的各位置，与参考点声压级的偏差，均不应超过±2.5dB。并且参考点轴线左右各0.15m的两位置声压级之差，应不超过3dB。

（2）在500Hz及其以上频率，对规定的最大和最小两个测量方向，在参考点的声压级偏差应在5dB以内。

3. 准自由声场 准自由声场应满足以下要求。

（1）扬声器应位于坐姿受试者头部的高度，参考轴径直穿过参考点。参考点与扬声器的参考点之间的距离应至少为1m。

（2）当受试者及其座椅不在时，且所有其他正常工作条件保持不变，在偏离参考点轴线左右及上下各0.15m处的位置，扬声器产生的声压级与其在参考点处的声压级之差，对任意测试信号应不超过±2dB。

（3）当受试者及其座椅不在时，在参考轴上，距离参考点前、后各0.10m处，任意测试信号，扬声器在参考点产生的声压级与声压距离反比定律理论值的偏差，应不超过±1dB。

事实上，实际测试环境往往难以从理论上满足三种类型中的任意一种。从有利于实践的角度出发，大多实际测试环境更加接近扩散场的标准，因此在声场零级校准中往往采用扩散场的零级。

（二）声场的最大允许环境声压级

声场测听是在测试室内使用双耳聆听由扬声器发出的测听声信号。其基准听阈声压级比耳机的基准等效阈声压级低。因此，对声场内环境噪声的要求比纯音测听隔声室的最大允许环境声压级低。国家标准GBT 4854.7—2008《声学 校准测听设备的基准零级 第7部分：自由场与扩散场测听的基准听阈》规定了声场测听允许的最大环境噪声级。测试室内的环境声压级，应符合附录3中所给数值的要求。附录3所列数据对所测最低听阈为0dB HL，由于环境噪声引起的最大误差为±2dB。非专业实验室或者进行耳科正常人测试的声场，可以适当放宽对声场最大允许环境噪声的要求。

（三）参考点

参考测试点又称参考点，是声场空间中的一个虚拟的点，指的是受试者在声场中受试的位置，两耳道口连接直线的中点。为便于实施测听，参考点通常选定在声场的几何中央位置，但必须符合相应声场类型的声学特性，必须经过测试来确定。

参考点通常与受试者坐姿耳部位置、扬声器喇叭中心点等高，且扬声器中心点沿参考轴方向与参考点的距离不少于1m。无论采用何种入射角度，扬声器的参考轴均应直穿参考点。在校准声场时，传声器务必位于参考点上。

（四）入射角

入射角指的是扬声器矢状参考轴面与受试者矢状面的夹角。根据信号入射方向，主要有0°入射、90°入射、45°入射等3种入射方式（图1-2-1）。对不同入射角，自由声场的基准听阈声压级略有差别，需通过入射角修正值进行修正。扩散场的基准听阈声压级受入射角影响很小。

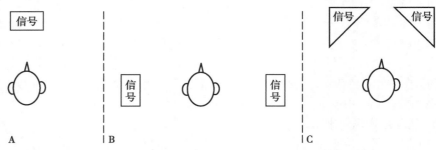

图1-2-1　声场测听入射角示意图
A. 0°入射；B. 90°入射；C. 45°入射。

二、声场的零级校准

1. 传声器　声场零级校准测量应使用自由场型传声器。自由场型传声器所测得声压是消除了传声器对声场影响后的声压，其自由场灵敏度平直，具有平坦频率响应，适用于声场下的校准测量。

2. 校准信号　测试声场用的信号应与测听时用的信号相同。使用纯音时，会遇到驻波问题。为克服这一问题，要求施以可减少驻波效应的非相干信号，临床上通常使用窄带噪声或者啭音进行测试和校准。

测试信号级通常选定60dB HL或70dB HL，因这一信号级适中，避免了加或减校准因子后出现信号级过高或过低的情况，且受本底噪声影响很小。

3. 声级计的设置　使用声级计设置为以RMS方式检波、线性频率计权、慢挡时间计权，测量结果以声压级（SPL）表示。

4. 听力计的校准状态　使听力计进入校准状态。在校准状态下选择测试信号为啭音（或窄带噪声），输出换能器设置为扬声器，选择校准侧别及该侧入射角。按下给声持续键发送校准音。

5. 参照标准值进行零级校准　声场下纯音测听的零级校准过程即是在听力计校准状态下使用声级计在参考点逐频率地测量扬声器的输出声压级，将声级计读数与听力计显示的输出听力级之差和国家标准规定的基准等效阈声压级（即0dB HL）相对照，如果有较大差别，则进行相应的输出调整，直至符合国家标准，在校准过程中切换频率时，应注意使声级计滤波器的频率与听力计频率同步。

国家标准 GB/T 4854.7—2008《声学校准测听设备的基准零级第 7 部分：自由场与扩散场测听的基准听阈》规定了声场测听的基准听阈（附录 4）。

6. 结果存储和验证 完成校准过程后，应将校准结果进行存储。左、右扬声器的校准后数据分别存储。存储后使听力计退出校准状态，仍然保持测量设备的连接，在工作状态下逐频率发送纯音，对照国家标准进行复核，以确保校准数据已正确调整和储存。图 1-2-2 为各种换能器的听力零级校准流程。

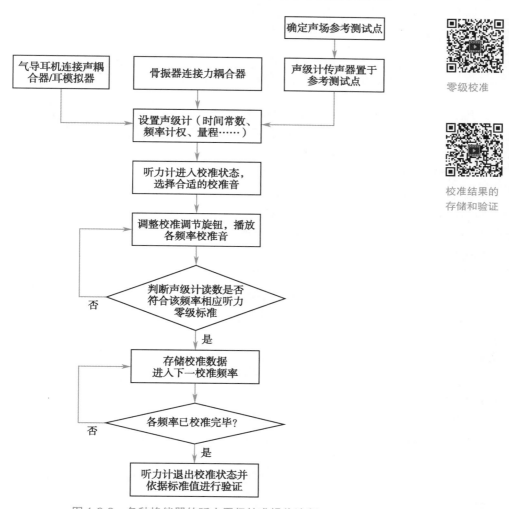

零级校准

校准结果的存储和验证

图 1-2-2 各种换能器的听力零级校准操作流程

（冀 飞）

第二章 纯音测听

纯音测听是对听敏度准确定量的主观行为测试方法，是临床上最基本的检查方法。纯音测听包括纯音听阈测试和阈上功能测试。

第一节　纯音听阈测试

纯音听阈测试（pure tone audiometry）会受到测试环境、测试设备、检查者专业技能、受试者配合等因素的影响。因此，要求检查者对整个测试流程非常熟练，把握每一个环节，确保测试结果准确可靠。

【测试环境】

1. 测试房间　纯音听阈测试需在符合国家标准的隔声室中进行，测试环境声压级应满足 GB/T 16296.1 的规定。隔声室应有良好的通风和照明设施，换气和空调进出风口需做消声处理。根据需要，纯音听阈测试既可采用同室测试，也可采用分室测试。同室测试是指测试者、受试者及纯音听力计等均安排在同一隔声室内；分室测试是指受试者、耳机、应答器、麦克风等在里间，测试者、纯音听力计主机等安排在外间，里外间隔断安装有单向玻璃，以便测试者观察受试者的反应。

2. 测试设备　纯音听力计是用来测试听功能的精密声学仪器，为保证测试结果准确可靠，需校准后方可使用。纯音听力计的校准可分为实验室校准和日常生物学校准，实验室校准应在国家认可的计量部门，按照国标进行设备校准，校准后设备符合 GB/T 7341.1 的相关要求。

【测试前准备】

1. 设备准备　进行纯音听阈测试前，应检查纯音听力计工作状态是否正常。

（1）开机预热 5 分钟（或按说明书要求的时间预热）。

（2）检查听力计配件与听力计的连接，确保连接正确，导线完整无破损、不互相缠绕。

（3）检查换能器：气导耳机头带稳定不松动，骨振器的头环弹力正常，气导耳机和骨振器的螺丝旋紧不松动。

（4）进行生物学校准：测试者自己分别佩戴气导耳机、骨振器，检查声音输出是否正常。

（5）检查应答器、对讲系统工作正常。

2. 受试者准备

（1）询问病史：测试前应向受试者询问与耳部疾病相关的现病史和既往史。

1）听力损失情况：听力损失发生的时间、发展过程、诱因及伴随症状，了解听力损失的侧别。

2）耳鸣情况：耳鸣的持续时间、侧别，是否有伴随症状。

3）眩晕情况：眩晕发作频率、持续时间及伴随症状。

4）耳溢液情况：耳溢液的性状、发生的时间、侧别。

5）噪声接触史：噪声的种类、强度、接触时间。

6）用药史：特别是耳毒性药物使用情况。

7）助听器佩戴史：助听器使用的时间、效果。

8）身体一般情况：如心脑血管疾病及特殊疾病等。

（2）耳部检查：测试前的耳部检查包括耳镜检查和检查外耳道塌陷情况。

1）耳镜检查外耳道是否通畅，鼓膜是否完整。

2）检查是否有外耳道塌陷：用手掌或手指压住耳郭，观察外耳道口是否封闭（图 2-1-1）。用压耳式或耳罩式耳机测试时，由于外耳道口封闭，会出现假性气 - 骨导差，导致误诊。可改用插入式耳机测试，避免外耳道塌陷。

（3）测试者和受试者的位置关系：纯音听阈测试时，测试者与受试者既可在同室测试，也可在分室测试。不论同

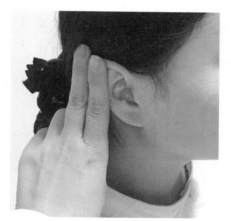

图 2-1-1　检查外耳道塌陷情况的方法

室还是分室，要保证测试者能清楚观察到受试者的面部表情，同时还要防止测试者的操作对受试者造成视觉暗示（图 2-1-2）。

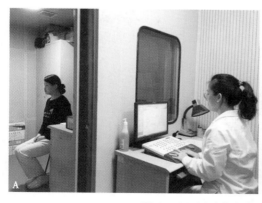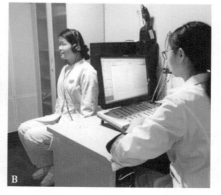

图 2-1-2　测试者和受试者的位置关系

A. 分室测试场景；B. 同室测试场景。

（4）讲解测试要求：测试前用通俗易懂的语言向受试者解释测试要求。

可参考如下内容为受试者解释："我将为您戴上耳机测试听力。当您听到耳机中发出声音时，请按（应答器）按钮，听到马上就按，没有声音不能按。声音很微弱，请您仔细听，听到一点儿声音都要按按钮。"

一边解释一边示范按应答器按钮动作，并观察和询问受试者是否理解测试要求，如不理解可反复解释。

对于听力较差交流不方便的受试者，可以用文字方式解释测试要求。对于按应答器按钮有困难的受试者，也可采用听声举手方式反应。

【测试参数】

1. 气导听阈测试纯音听力计设置 进行气导（air conduction，AC）听阈测试时，在听力计面板上选择头戴耳机（phone）、纯音（tone）、左／右（L/R）（图 2-1-3）。如果是双通道听力计，另一侧通道应保持关闭状态。

2. 骨导听阈测试纯音听力计设置 进行骨导（bone conduction，BC）听阈测试时，在听力计面板上选择骨振器（骨导耳机，bone）、纯音（tone）、左／右（L/R）（图 2-1-4）。如果是双通道听力计，另一侧通道应保持关闭状态。

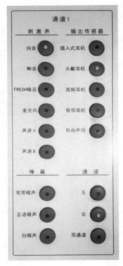 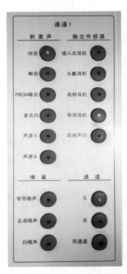

图 2-1-3 气导听阈测试纯音听力计面板设置　　图 2-1-4 骨导听阈测试纯音听力计面板设置

【数据采集】

1. 纯音气导听阈测试

（1）佩戴气导耳机：气导耳机有三种类型：压耳式耳机、耳罩式耳机和插入式耳机（图 2-1-5）。三种耳机佩戴方法如下。

1）请受试者摘下头饰、耳饰、眼镜、助听器等影响佩戴耳机的配饰。

2）压耳式耳机或耳罩式耳机的佩戴方法：面对受试者，从正面戴耳机，红色标志耳机戴右耳，蓝色标志耳机戴左耳，耳机膜片对准外

佩戴气导耳机并讲解测试要求

耳道口，戴上后调整头带位置，使受试者舒适，收紧头带。避免头发夹在耳机和耳郭之间（图2-1-6）。压耳式耳机戴好后需检查耳机前上缘是否有缝隙，如果有缝隙应反复调整耳机，至缝隙消失（图2-1-7）。

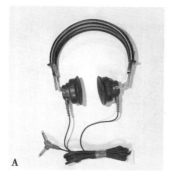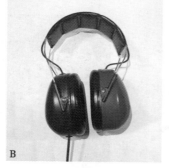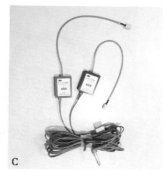

图 2-1-5　三种类型的气导耳机
A. 压耳式耳机；B. 耳罩式耳机；C. 插入式耳机。

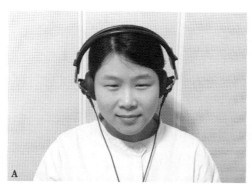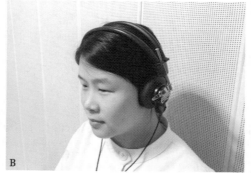

图 2-1-6　气导耳机的正确佩戴方式
A. 气导耳机的佩戴（正面）；B. 气导耳机的佩戴（侧面）。

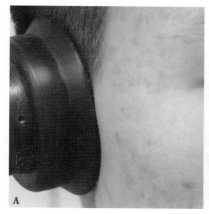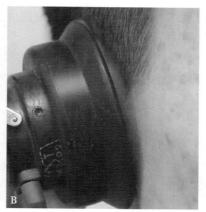

图 2-1-7　压耳式耳机的正确佩戴和错误佩戴
A. 正确佩戴，耳机前上缘紧贴皮肤，无缝隙；B. 错误佩戴，耳机前上缘与皮肤存在缝隙。

3）插入式耳机的佩戴方法：将耳机换能器上的小夹子夹在受试者衣领或其他合适位置，红色耳机为右耳，蓝色耳机为左耳，选择大小合适的耳塞，捏扁后放入外耳道，确保耳塞完全进入外耳道内（至少保证泡沫耳塞外缘与耳道口平齐），并充满外耳道（图2-1-8）。

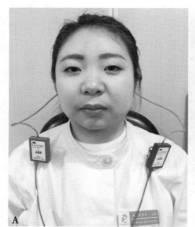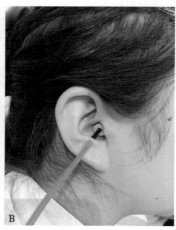

纯音气导听
阈测试

图 2-1-8　插入式耳机的佩戴
A. 插入式耳机佩戴（正面）；B. 插入式耳机的佩戴（侧面）。

4）观察受试者是否舒适，并嘱受试者不要移动佩戴好的耳机。

（2）初始给声强度和频率

1）先测试听力较好耳。

2）预估听力正常者，起始可在 1 000Hz 频率处给 40dB HL 强度的声音。

3）正常交流稍有困难者，起始给声强度可为 60dB HL。

4）如果受试者未做出反应，可以 10dB 步距增加声音强度至出现反应，但一般不超过 80dB HL，此时应通过观察窗密切观察受试者，分析受试者是否因为不理解测试要求而没有做出反应。

5）超过 80dB HL 后，以 5dB 步距增加声音强度，至出现反应。

如果受试者能够正确反应，则进入阈值测试步骤。如果受试者不能正确反应，应重新讲解测试要求。

（3）刺激声给声时间：刺激声每次给声时间为 1～2s，不能太短，给声间隔 1～3s，避免规律给声。

（4）阈值测定

1）使用"上升法"寻找阈值：每当受试者听到声音做出反应，给声强度下降10dB，至无反应时，上升 5dB，至听到声音做出反应，再次下降 10dB，如此反复。

2）同一频率同一强度，在给声强度上升过程中，当 3 次给声有 2 次做出正确反应，即为该频率的阈值。

3）一个频率测试完成后，下一个频率的初始给声强度为上一个频率阈值上增加 10dB。继续用"上升法"测定阈值。

（5）频率测试顺序：测试顺序为 1 000Hz、2 000Hz、4 000Hz、8 000Hz，复测

1 000Hz 听阈，如果复测结果与第一次测试阈值相差＜10dB HL，继续测试 500Hz、250Hz 听阈；如果两次结果相差≥10dB，应对受试者再次解释测试要求，并重新测试 1 000～8 000Hz 听阈。按上述顺序测试另一耳，如果受试者反应可靠，测试另一耳时不必复测 1 000Hz 听阈。测试过程见图 2-1-9。

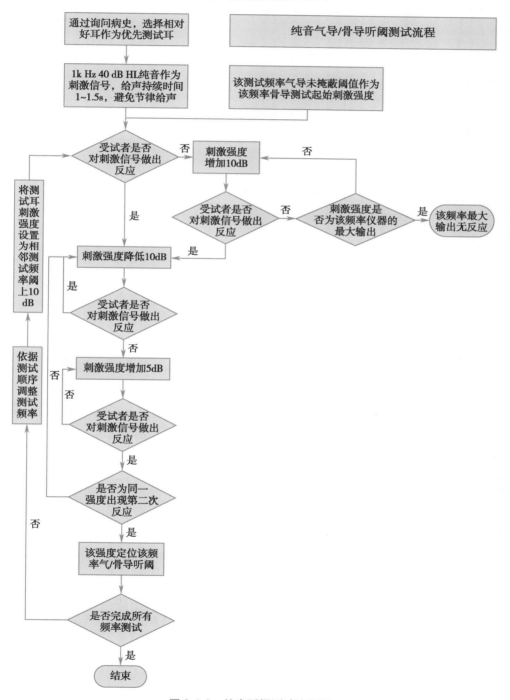

图 2-1-9 纯音听阈测试流程图

（6）结果记录：将测试结果用正确的符号标记在听力图上（图2-1-10）。

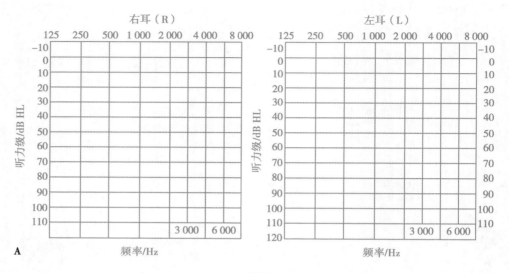

图2-1-10　纯音听阈测试记录表

A. 纯音听阈测试记录表；B. 纯音听阈测试中常用符号。

2. 纯音骨导听阈测试

（1）讲解测试要求：与纯音气导听阈测试讲解方式相同，需要强调不论哪只耳朵听到声音都要做出反应。

（2）佩戴骨振器：骨振器戴在任何一侧乳突均可。但按照临床习惯，通常戴在测试耳乳突。佩戴方法如下。

1）拨开头发避开耳郭，将骨振器平圆顶接触面置于乳突相对平坦处，另一端放在对侧面部太阳穴附近，金属头环经过头顶（图2-1-11）。

2）如果佩戴后骨振器不稳定，也可尝试其他方式佩戴。

3）初始给声强度和频率：起始可在1 000Hz频率处，给声强度可为该频率气导阈上10dB HL。

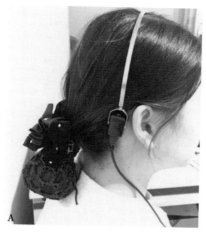
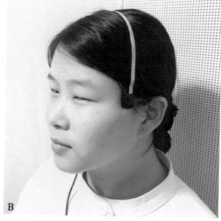

纯音骨导听
阈测试

图 2-1-11 骨振器的佩戴
A. 测试耳一侧佩戴方法；B. 非测试耳一侧佩戴方法。

4）刺激声给声时间：同气导听阈测试。

5）阈值测定：用"上升法"寻找阈值。

6）测试顺序：测试顺序为 1 000Hz、2 000Hz、4 000Hz、500Hz、250Hz，不必复测 1 000Hz 骨导听阈。测试过程见流程图（图 2-1-9）。

7）结果记录：将测试结果用正确的符号标记在听力图上（图 2-1-10）。

【测试结果记录与分析】

1. 测试结果记录 完整填写纯音听阈测试报告单，包括受试者姓名、性别、年龄、设备型号、测试日期，检查者签字，测试结果可靠度可在备注中注明（图 2-1-12）。

2. 判断听力损失程度 世界卫生组织（World Health Organization，WHO）（1997）根据 500Hz、1 000Hz、2 000Hz、4 000Hz 气导平均阈值，将听力损失分为以下几级：①轻度听力损失（mild hearing loss）为 26～40dB HL；②中度听力损失（moderate hearing loss）为 41～60dB HL；③重度听力损失（severe hearing loss）为 61～80dB HL；④极重度听力损失（profound hearing loss）为 ≥81dB HL（图 2-1-13）。

世界卫生组织 2021 年发布的《世界听力报告》规定，以受试者较好耳的 500Hz、1 000Hz、2 000Hz、4 000Hz 的平均气导听阈进行分级，见表 2-1-1。

3. 判断听力损失性质 根据骨导听阈和气导听阈的关系，将听力损失分为传导性听力损失（conductive hearing loss）、感音神经性听力损失（sensorineural hearing loss）及混合性听力损失（mixed hearing loss）。传导性听力损失是指气导听阈升高，骨导阈值正常，气-骨导差 >10dB。感音神经性听力损失是指气导、骨导阈值都升高，气-骨导差 ≤10dB。混合性听力损失是指气、骨导阈值都升高，气-骨导差 >10dB（图 2-1-14）。

临床听力学中心听力记录表

姓名 __张三__ 性别 __男__ 年龄 __38__ 出生日期 __1980-04-01__ 患者ID __2018462823142__

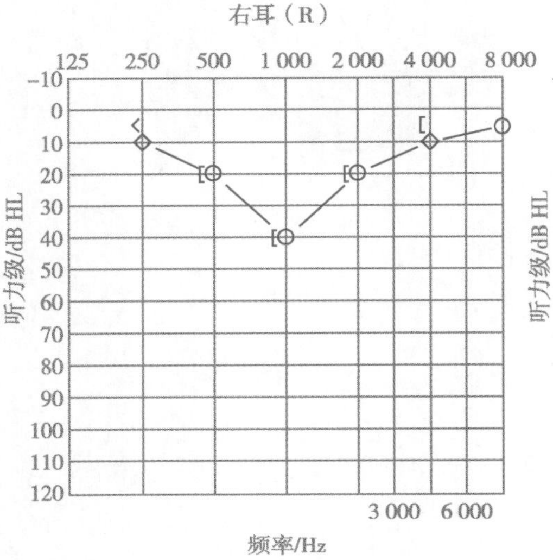

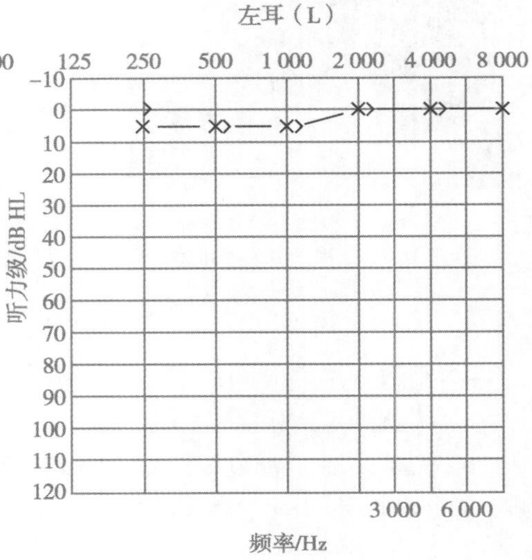

右耳（R）

左耳（L）

图例			SISI试验（%）			耳鸣匹配		
分类	右耳（R）	左耳（L）	频率/Hz	右耳（R）	左耳（L）	分类	频率/Hz	强度/dB HL
气导 未掩蔽	○	×	500			右耳（R）		
气导 掩蔽	△	□	1 000					
气导 无反应	⌀	⊠	2 000			左耳（L）		
气导 无反应	△̸	⊡	4 000					
骨导 未掩蔽	<	>						
骨导 掩蔽	[	]						
骨导 无反应								
助听听阈	H	V						
不舒适阈	U	V						
最舒适阈	C	C						
声场	B							

韦伯试验（WT）

右侧	250 Hz	500 Hz	1 000 Hz	2 000 Hz	4 000 Hz	左侧
(R)						(L)

盖莱试验（GT）

右耳（R）	左耳（L）

备 注：_____

仪器型号：__JUC4ON2__ 检查医生：_____ 检查日期：__2018-4-23__

注：听力记录请妥善保存，复诊时请携带此表。

图 2-1-12 纯音听阈测试结果记录

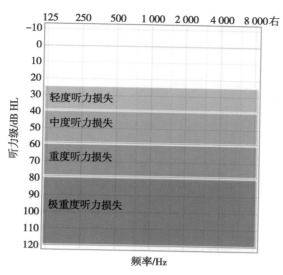

图 2-1-13　听力损失程度分级（WHO 1997）

表 2-1-1　听力损失程度分级（WHO 2021）

分级	好耳的听力阈值（dB）	多数成年人在安静环境下的听力体验	多数成年人在噪声环境下的听力体验
正常听力	<20dB	听声音没有问题	听声音没有或几乎没有问题
轻度听力损失	20～<35dB	谈话没有问题	可能听不清谈话声
中度听力损失	35～<50dB	可能听不清谈话	在谈话中有困难
中重度听力损失	50～<65dB	谈话困难，提高音量后可以正常交流	大部分谈话都很困难
重度听力损失	65～<80dB	谈话中大部分内容都听不到，即便提高音量也不能改善	参与谈话非常困难
极重度听力损失	80～<95dB	听到声音极度困难	听不到谈话声
完全听力损失 /全聋	≥95dB	听不到言语声和大部分环境声	听不到言语声和大部分环境声
单侧聋	好耳<20dB，差耳≥35dB	除非声音靠近较差的耳朵，否则不会有问题。可能存在声源定位困难	可能在言语声、对话中和声源定位存在困难

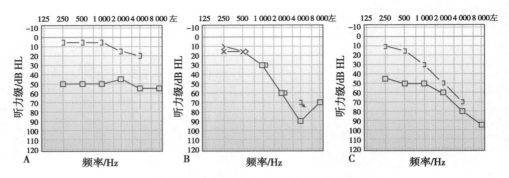

图 2-1-14 不同性质听力损失的听力图

A. 传导性听力损失；B. 感音神经性听力损失；C. 混合性听力损失。

【注意事项】

1. 假阳性与假阴性反应

（1）假阳性反应（false positive react）：是指没有给声音，受试者却做出反应。多见于过于注重测试结果或存在耳鸣的受试者。可尝试以下几种方法解决。

1）向受试者反复解释测试要求，并鼓励其耐心等待刺激声出现。

2）当受试者反应正确时，给予确认，帮助其建立自信心。

3）改变反应方式，如让受试者听到声音后就按钮或举手，并保持这个动作，直到声音停止后才能松开按钮或放下手。

4）改变刺激声，如将纯音改为用啭音或脉冲音测试。

5）如果在某一频率假阳性反应较多，无法获得可靠阈值，可先完成其他频率的阈值测试，之后再重新测试该频率。

（2）假阴性反应（false negative react）：是指受试者听到刺激声没有做出反应。多见于受试者没有明白测试要求或忘记反应，伪聋者也会出现假阴性反应。出现假阴性反应时，应向受试者再次解释测试要求，并重新测试阈值。

2. 骨导测试的注意事项

（1）振触觉（vibrotactile perception）：是指当声输出强度较大时，受试者将骨振器的振动当成声音做出了反应，通常发生在中低频（表 2-1-2）。振触觉的阈值因人而异，有时差别较大。出现振触觉后，要在听力图上做出标记，以免出现误诊（图 2-1-15）。通过气导用耳机给声时，如果声音强度很大，也会产生振触觉，标记方法与骨导振触觉相同。

表 2-1-2 骨振器振触觉阈级参考值

频率 /Hz	声输出强度 /dB HL
250	40
500	60
1 000	70

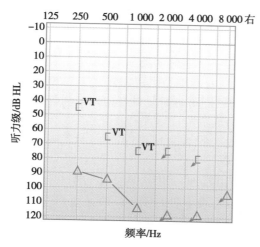

图 2-1-15　振触觉在听力图上的标记方法
振触觉用 VT 表示。

（2）经气放射：测试 2 000Hz 以上频率骨导听阈时，骨振器给出的声音通过气导途径传入内耳，使骨导阈值下降，导致高频听力出现气 - 骨导差，称为经气放射（acoustic radiation）。当出现经气放射现象时，可将测试耳外耳道口用耳塞堵住，并在听力图备注中注明。

（3）堵耳效应：由于堵塞外耳道导致骨导阈值下降的现象，称为堵耳效应（occlusion effect，OE），多发生在 1 000Hz 及以下频率。为防止因堵耳效应产生的气 - 骨导差，在测试骨导时，如果不需要掩蔽，不要戴气导耳机。

（刘　辉）

第二节　纯音测听中的掩蔽技术

【掩蔽的指征】

1. 耳间衰减　耳间衰减（interaural attenuation，IA）是指声音信号从测试耳（test ear，TE）传递至非测试耳（non-test ear，NTE）（耳蜗）所衰减的强度。当测试耳的刺激声信号大于或等于耳间衰减时，刺激声经过颅骨传至非测试耳，被非测试耳耳蜗所察觉，产生交叉听力，此时测得的听阈并非为测试耳耳蜗的听觉反应，因此需要掩蔽。

在纯音听阈测试时，压耳式耳机的耳间衰减在 40～70dB，骨振器的耳间衰减在 0～15dB，临床工作中通常采用最小耳间衰减值作为判断是否需要掩蔽的指征，即，压耳式耳机为 40dB，骨振器为 0dB。插入式耳机的耳间衰减值各家报道不一，根据英国 BSA（British Society of Audiology）最新测试指南，推荐插入式耳机的最小耳间衰减值为 55dB。

2. 气导的掩蔽指征　使用压耳式耳机测试时，在某一频率，当测试耳气导（air conduction，AC）听阈与非测试耳骨导（bone conduction，BC）听阈差≥40dB 时，需要在非测试耳加噪声掩蔽。

$$AC_{TE} - BC_{NTE} \geqslant 40dB$$

如图 2-2-1 所示，这是用压耳式耳机测得的未掩蔽的听力图，以 1 000Hz 为例，右耳气导听阈为 60dB HL，左耳骨导听阈为 10dB HL。根据上述公式，$AC_{TE} - BC_{NTE} = 60 - 10 = 50（dB）$，大于 40dB，此时在未掩蔽状态下测得的右耳 1 000Hz 气导听阈有可能是左耳的交叉听力（即由非测试耳耳蜗产生的听觉反应），需要掩蔽。

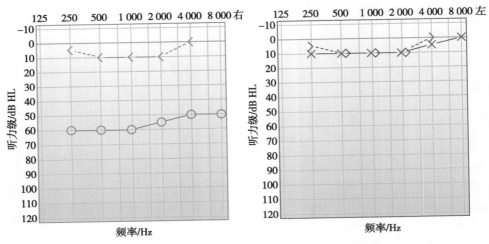

图 2-2-1 未掩蔽纯音听阈图（压耳式耳机测得）

3. 骨导的掩蔽指征 在某一频率，测试耳气导与测试耳骨导听阈之差大于等于 10dB 时，需要在非测试耳加噪声掩蔽。

$$AC_{TE} - BC_{TE} \geqslant 10dB$$

如图 2-2-1 所示，以 4 000Hz 为例，右耳气导听阈为 50dB HL，右耳骨导听阈为 0dB HL。根据上述公式，$AC_{TE} - BC_{NTE} = 50 - 0 = 50dB$，大于 10dB，此时右耳 4 000Hz 骨导需要掩蔽。

气导和骨导掩蔽的指征

【测试环境】

同纯音听阈测试。

【测试前准备】

1. 讲解测试要求 测试前用通俗易懂的语言向受试者解释测试要求。可参考如下内容为受试者解释："现在要在您的左 / 右耳加一个持续的干扰噪声，不要管它（或不要对它做出反应），继续听刚才的信号声，不管哪个耳朵听到，都要按应答器按钮。"

2. **佩戴耳机**　气导掩蔽时，只佩戴气导耳机即可。骨导掩蔽时，在测试耳佩戴骨振器，非测试耳佩戴气导耳机，测试耳一侧的气导耳机不戴在测试耳上（图 2-2-2）。

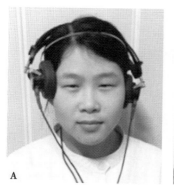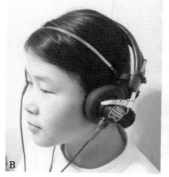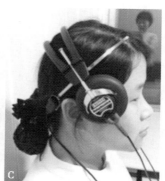

图 2-2-2　骨导掩蔽时耳机佩戴方法
A. 正面；B. 侧面；C. 侧面。

【测试参数】
1. **气导掩蔽的听力计设置**　设置听力计面板（图 2-2-3）。测试耳选择头戴耳机（phone）、纯音（tone）、左 / 右（L/R），非测试耳选择头戴耳机（phone）、窄带噪声（NB noise）、右 / 左（R/L）。

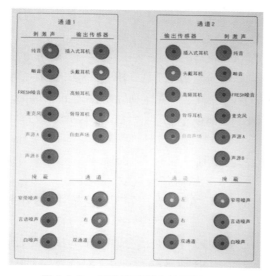

图 2-2-3　气导掩蔽听力计面板设置

2. **骨导掩蔽的听力计设置**　设置听力计面板（图 2-2-4）。测试耳选择骨振器（骨导耳机，bone）、纯音（tone）、左 / 右（L/R），非测试耳选择头戴耳机（phone）、窄带噪声（NB noise）、右 / 左（R/L）。

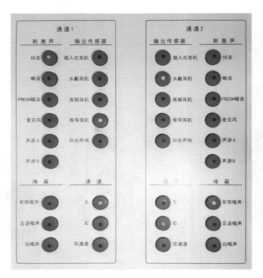

图 2-2-4　骨导掩蔽听力计面板设置

【数据采集】

临床常用平台法和阶梯法进行掩蔽,现将两掩蔽方法的步骤介绍如下。

1. 平台法　平台法是经典的掩蔽方法,掩蔽过程中出现平台时,可以明确判断测试耳真实听阈,有助于初学者理解和掌握掩蔽的理论和操作。平台法在不同的指南中推荐使用的掩蔽噪声的步距不同,每次增加噪声的强度有 10dB 和 5dB 两种方法,掩蔽噪声强度增加的步距越小,越不容易出现过度掩蔽的情况,因此,对于非测试耳出现气 - 骨差或非测试耳为听力较差耳时,使用 5dB 步距法增加噪声强度更为稳妥。国标 GB/T 16296.1—2018《声学 测听方法 第 1 部分:纯音气导和骨导测听法》中推荐的掩蔽方法,是 5dB 平台法的经典测试方法,此法不仅可以减少过度掩蔽的发生,还解决了堵耳效应个体差异的问题,建议熟练掌握国标法后,再学习其他方法。下面以 10dB 平台法为例,介绍平台法掩蔽的步骤。

(1)气导掩蔽

1)初始掩蔽级为非测试耳气导阈上 10dB。

$$初始掩蔽级 = AC_{NTE} + 10dB$$

2)选择需要掩蔽的频率,在 NTE 气导听阈上加 10dB 窄带噪声,重新测试 TE 听阈。

3)掩蔽噪声以 10dB 为步距、纯音信号以 5dB 为步距增加。如果受试者对纯音信号做出了反应,则增加 10dB 掩蔽噪声;如果对纯音信号没有做出反应,则 5dB 一挡增加纯音信号强度,直至受试者做出反应。

4)当掩蔽噪声连续升高 3 次,纯音听阈没有改变,或听力计达到最大输出,或掩蔽噪声使受试者感到不适,则停止。

5)直到 3 次加大噪声,测试耳纯音听阈都不改变,或只第 3 次升高噪声时阈值升高 5dB,即为测试耳真实听阈。

如果掩蔽噪声用 5dB 为步距增加，则至少需要增加 3～4 次噪声（连续增加 15～20dB 噪声），而纯音听阈不改变，才能建立掩蔽平台。此法常用于容易出现过度掩蔽或掩蔽噪声过大的情况下使用。

气导掩蔽后测试听阈（1 000Hz 气导掩蔽）

6）将掩蔽后的听阈，用正确符号标记在听力图上（图 2-1-10）。

（2）骨导掩蔽

1）初始掩蔽级的确定。

$$初始掩蔽级 = AC_{NTE} + OE + 10dB$$

OE 为堵耳效应，当 NTE 没有气 - 骨导差时，初始掩蔽应增加 OE 值。不同作者推荐的 OE 值不同，本文堵耳效应值采用了 Katz 所著《临床听力学》（第 5 版）中使用的数值（表 2-2-1）。

表 2-2-1　Katz 推荐的堵耳效应值

耳机类型	250Hz	500Hz	1 000Hz	2 000Hz	4 000Hz
压耳式耳机	15dB	15dB	10dB	0dB	0dB
插入式耳机	10dB	10dB	0dB	0dB	0dB

NTE 气 - 骨导差≥20dB 时，初始掩蔽级中不必增加 OE 值。

2）骨导掩蔽测试阈值的步骤与气导掩蔽测试阈值相同。

3）将掩蔽后的听阈，用正确符号标记在听力图上（见图 2-1-10）。

（3）平台掩蔽法流程图：图 2-2-5 详细归纳了平台法掩蔽过程，以方便读者学习。

2. 阶梯法

（1）气导掩蔽

1）初始掩蔽级为 NTE 气导听阈上 30dB。

$$初始掩蔽级 = AC_{NTE} + 30dB$$

2）选择需要掩蔽的频率，在 NTE 气导听阈上加 30dB 窄带噪声，重新寻找 TE 听阈。比较掩蔽前和掩蔽后 TE 阈值的差值，判断是否需要进一步掩蔽（表 2-2-2），如果不需要掩蔽，则为 TE 真实听阈。

表 2-2-2　初始掩蔽级后是否需要进一步掩蔽的指征

NTE 气导阈上 30dB 噪声，TE 阈值变化	是否需要进一步掩蔽
0～10dB	不需要
15dB	可能不需要
20dB	可能需要
>25dB	一定需要

3）进一步掩蔽的噪声强度为 20dB。在初始掩蔽级的基础上再加 20dB 窄带噪声，并再次寻找 TE 听阈。比较进一步掩蔽前和掩蔽后 TE 阈值的差值，判断是否需要进一步掩蔽（表 2-2-3），如果不需要掩蔽，则为 TE 真实听阈。

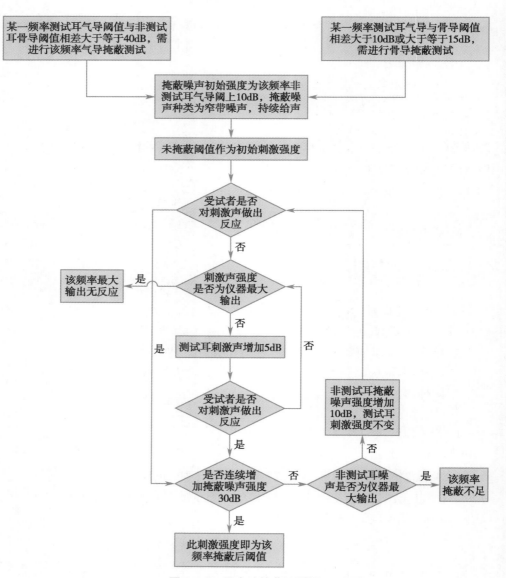

图 2-2-5 平台法掩蔽流程图

骨导掩蔽后测试听阈（1 000Hz 骨导掩蔽）

表 2-2-3 进一步掩蔽后是否需要再次掩蔽的指征

NTE 继续增加 20dB 噪声,TE 阈值变化	是否需要进一步掩蔽
0~5dB	不需要
10dB	可能不需要
15dB	可能需要
>20dB	一定需要

4)重复这一步骤,至找到真实听阈,或直到听力计最大输出,停止测试。

5)将掩蔽后的听阈,用正确符号标记在听力图上(图 2-1-10)。

(2)骨导掩蔽

1)初始掩蔽级因 NTE 是否有气 - 骨导差而不同。

当 NTE 气 - 骨导差≥20dB,初始掩蔽级的噪声强度在各个频率均为 NTE 气导阈上加 20dB 掩蔽噪声。当 NTE 没有气 - 骨导差时,需要在初始掩蔽级基础上加额外的噪声抵消堵耳效应(表 2-2-4)。

表 2-2-4 非测试耳无气 - 骨导差时的初始掩蔽级

频率 /Hz	NTE 听阈上起始噪声强度 /dB	堵耳效应 /dB	总掩蔽值 /dB
250	20	15	35
500	20	15	35
1 000	20	10	30
2 000	20	—	20
4 000	20	—	20

2)重新寻找 TE 骨导听阈,比较掩蔽前和掩蔽后 TE 骨导阈值的差值,判断是否需要进一步掩蔽(表 2-2-5),如果不需要掩蔽,则为 TE 骨导真实听阈。

表 2-2-5 是否需要再次掩蔽的指征

掩蔽后 TE 阈值变化	是否需要进一步掩蔽
0~10dB	不需要
≥15dB	需要

3)进一步掩蔽的噪声强度为 20dB。在初始掩蔽级的基础上再加 20dB 窄带噪声,并再次寻找 TE 骨导听阈。比较进一步掩蔽前和掩蔽后 TE 骨导阈值的差值,判断是否需要进一步掩蔽(判断指征与初始掩蔽级相同,见表 2-2-5)。如果不需要掩蔽,则为 TE 骨导真实听阈。

如果 TE 的骨导阈值非常好(如传导性听力损失),应注意过度掩蔽的出现。

4）重复这一步骤，至找到真实听阈，或直到听力计最大输出，停止。

5）将掩蔽后的听阈，用正确符号标记在听力图上（图2-1-10）。

【注意事项】

1. 过度掩蔽 过度掩蔽（over masking）也称为交叉掩蔽（cross-masking），是指掩蔽噪声太大以至于通过骨导从 NTE 传到测试耳，干扰了 TE 的测试，使 TE 阈值上升。当出现过度掩蔽时，测试的 TE 听阈不可靠。过度掩蔽的计算方法如下。

$$掩蔽噪声强度 \geq IA + BC_{TE}$$

2. 掩蔽困局 掩蔽困局（masking dilemma）是指在 NTE 给予最小掩蔽级的噪声就出现过度掩蔽的情况，常发生在双耳均有较大气 - 骨导差的听力图（图2-2-6）。解决掩蔽困局的最简单的方法是使用插入式耳机，插入式耳机可以增加耳间衰减，特别是在低频。由于耳间衰减增大，通常测试气导听阈时，不再需要掩蔽。同时，插入时耳机还可以减小出现过度掩蔽的可能性。由于增大了最小掩蔽级和最大掩蔽级之间的差距，使掩蔽平台变宽，增加了掩蔽的可行性。

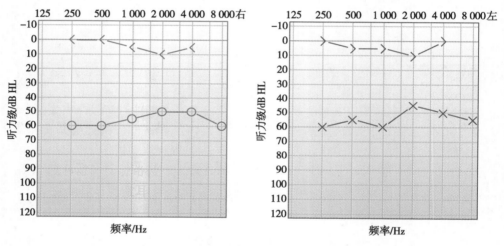

图 2-2-6 容易出现掩蔽困局的听力图示例

此外，综合分析多种听力学测试，合理应用掩蔽，也可以减少掩蔽困局的出现，但需要积累一定的临床经验。

（刘　辉）

第三节　音叉试验

音叉试验（tuning fork test）操作简单、实用，在临床已经有很多年的应用历史，可初步判定是否存在听力损失以及听力损失中是否有传导成分，常用于辅助纯音听阈测试。临床常用的音叉试验有林纳试验（Rinne test）、韦伯试验（Weber test）、盖莱试验（Gelle test）、宾氏试验（Bing test）、施瓦巴赫试验（Schwabach test）等，本节重点介绍前三个试验。

一、林纳试验

林纳试验常用于判断是传导性听力损失还是感音神经性听力损失。

【测试环境】

环境安静的房间。

【测试前准备】

1. 选择中低频音叉（256Hz、512Hz、1 024Hz）。

2. 讲解测试要求 如"我把音叉分别放于您的耳后和耳旁，您会听到持续的声音，当声音消失时（听不到声音时），立刻告诉我"。

【数据采集】

振动音叉，迅速将叉柄底部放于受试者乳突部（骨导途径），让受试者听声音，并不时询问是否还有声音，当声音消失时，将音叉叉臂对准外耳道口 1cm 处，不要碰到耳郭和头发（气导途径），继续询问是否能听到声音（图 2-3-1）。同法测试另一耳。

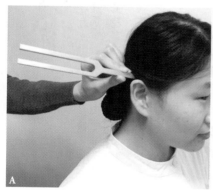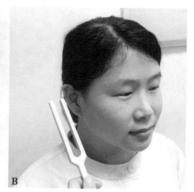

图 2-3-1 林纳试验
A. 音叉放于乳突部；B. 音叉对准外耳道口。

【测试结果记录与分析】

1. **测试结果记录** 听不到经骨导途径的声音后，还能听到经气导途径的声音，经气导途径传导声音的时间长（AC＞BC），则林纳试验阳性；经骨导途径传导声音的时间长（AC＜BC），林纳试验阴性。

2. **测试结果分析** 林纳试验阳性提示该耳听力正常或感音神经性听力损失；林纳试验阴性提示该耳存在传导性听力损失。

【注意事项】

注意防止林纳试验假阴性的出现。当测试耳听力骨导比非测试耳差时，放在测试耳乳突测试时，声音被非测试耳耳蜗听到，造成假阴性结果出现。

二、韦伯试验

韦伯试验常用于判断骨导优势耳。

【测试环境】

环境安静的房间。

【测试前准备】

1. 选择低频音叉　256Hz、512Hz。

2. 讲解测试要求　如"我把音叉放于您的额头,请您分辨哪只耳朵能听到声音或哪一侧听到的声音更大一些"。

【数据采集】

振动音叉后,迅速将叉柄底部放于受试者前额正中,询问受试者哪侧耳感受到的声音大一些,或声音在哪一边响亮一些(图 2-3-2A)。记录声音定位在好耳、差耳或在中间(分辨不清左右、在头顶或后面)。临床常在纯音测听时,用骨振器代替音叉做韦伯试验,将骨振器放在前额正中(图 2-3-2B),分别给予不同频率的声音,让受试者分辨哪侧听到的声音大一些,并记录下来。

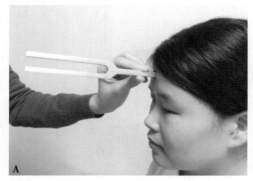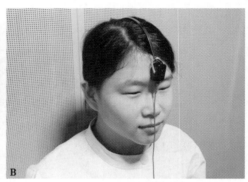

图 2-3-2　韦伯试验

A. 用音叉测试；B. 用骨振器测试。

【测试结果记录与分析】

记录时以"→"或"←"表示声音偏向的侧别,"="表示两侧声音大小相等。若偏向患侧耳(或听力损失较重侧),提示该患耳有传导性听力损失；若偏向健侧耳(或听力损失较轻侧),提示患侧耳为感音神经性听力损失；若两侧声音大小相等,表明双耳听力正常或双耳听力损失程度相近,但不能确定听力损失性质。

三、盖莱试验

盖莱试验常用于判断是否有镫骨固定。

【测试环境】

环境安静的房间。

【测试前准备】

1. 选择低频音叉(256Hz、512Hz)。

2. 讲解测试要求　如"我把音叉放于您的耳后,同时在外耳道鼓气,您告诉我是否能感受到声音大小的波动"。

【数据采集】

振动音叉，将音叉柄底放在鼓窦区，同时以鼓气耳镜向外耳道交替加压和减压，询问受试者是否有声音强弱波动，有波动记为阳性（+），无波动记为阴性（−）。临床常在纯音测听时，用骨振器代替音叉、用波氏球代替鼓气耳镜进行盖莱试验。将骨振器放于受试者乳突部，给予持续的纯音信号（确保测试耳可以听到），用波氏球在外耳道轻轻鼓气，同时询问受试者是否能感受到声音强弱波动的变化（图 2-3-3）。

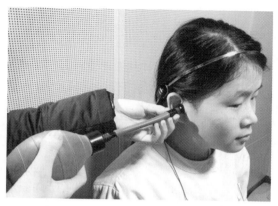

图 2-3-3　盖莱试验示意（骨振器法）

【测试结果记录与分析】

盖莱试验阳性，表明镫骨活动正常；盖莱试验阴性，是镫骨足板固定的征象。

四、注意事项

振动音叉的正确方法：测试者手持叉柄，将叉臂上 1/3 处向第一掌骨外缘或肘关节处轻轻敲击，每次敲击时要保持力量的均衡，切勿用力过大，否则会有泛音，而且容易损坏音叉。手持音叉柄部不触及叉部，叉部不能触碰到头发。

（刘　辉）

第三章 儿童行为测听

儿童行为测听是一种以行为活动对刺激声做出应答的听力测试方法。检查者通过儿童表现出来的对声音产生反应的行为动作判断儿童的听阈（如将头转向声源或做出某种特定的动作等）。儿童行为测试根据受试者的年龄阶段和发育成熟度不同可分为：行为观察测听法（behavioral observation audiometry，BOA）、视觉强化测听法（visual reinforcement audiometry，VRA）以及游戏测听法（play audiometry，PA）。儿童行为测听在临床听力学中应用广泛，不但用于儿童听力损失的诊断与鉴别诊断，而且在儿童助听器验配的助听听阈获得和效果验证，以及人工耳蜗调试工作中都是必须掌握的技术。

第一节 行为观察测听法

行为观察测听法（behavioral observation audiometry，BOA）是当刺激声出现时在时间锁相下诱导观察者决定婴幼儿是否出现可察觉的听觉行为改变，评估婴幼儿听力状况。临床上常用于 6 月龄以下婴儿的初步听力测试。

【测试环境】

1. 测试房间　测试环境声压级应满足 GB/T 16403—1996 和 GB/T 16296—1996 标准，背景噪声应小于 30dB（A），房间装饰风格朴素明快，墙壁上无过多吸引受试儿童注意力的图画等装饰，四周无多余的玩具、家具、仪器设备。房间的温度要适宜，让家长和受试儿童感觉舒适。灯光要适宜，在受试儿童视野范围内不能出现测试者活动的阴影。

2. 测试设备　测试设备包括电耳镜、声级计、安抚玩具和发声玩具（图 3-1-1）。测试发声玩具的发声频率见表 3-1-1。

【测试前准备】

1. 检查测试设备　检查声级计工作正常，发声玩具包含低频、中频、高频和宽频的发声玩具。

2. 询问病史　向家长询问受试儿童听力现病史，母孕史、出生史、生长发育史、家族史等，了解受试儿童对自然声音反应能力、认知能力、注意目标能力、肢体活动能力、生理发育状况等。

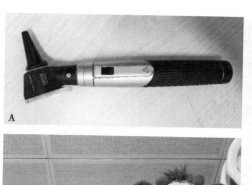
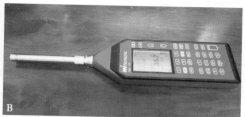
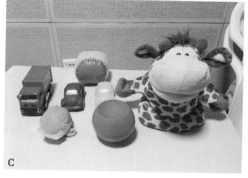
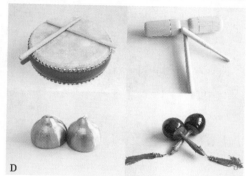

图 3-1-1　BOA 设备
A. 电耳镜；B. 声级计；C. 安抚玩具；D. 发声玩具。

表 3-1-1　BOA 发声玩具频率表

发声玩具	发声主频 /Hz
	250～500
	1 000～2 000
	2 000～8 000
	8 000～10 000

3. 耳郭及耳镜检查 检查电耳镜的光线，选择合适的窥器型号并消毒，以"握笔式"手法持镜，轻轻将受试儿童耳郭向后下方牵拉，使外耳道变直，电耳镜观察外耳外形有无先天异常，进一步检查外耳道是否有耵聍、异物，观察鼓膜完整性（图 3-1-2）。

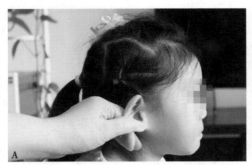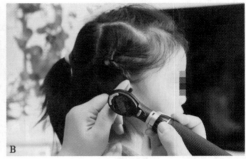

图 3-1-2 电耳镜检查示意

4. 讲解测试要求

（1）安排家长坐于参考测试点位置，家长怀抱受试儿童或让受试儿童坐在家长膝盖上，充分暴露受试儿童耳部、面部和四肢，使检查者能清楚地观察到受试儿童身体和四肢的活动情况。

（2）向家长认真并简明解释测听内容及注意事项。如"今天要让孩子听到声音，观察是否出现可察觉的听觉行为反应，您只需要安静观看，如果给出的刺激声音比较大，您不要惊慌"。

5. 测试布局

（1）人员布局：测试人员由主测试者和诱导观察者组成，主测试者站在受试儿童侧后方，诱导观察者坐在受试儿童前方。

（2）声源布局：声源距离测试耳 30～45cm，其在耳后和测试耳的连线与外耳道的夹角为 20°～30°，并使二者处于同一水平面，要确保在受试儿童视野范围之外（图 3-1-3）。

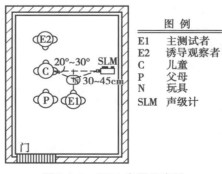

图 3-1-3 BOA 布局示意图

（3）声级计布局：用于刺激声声压级监测的声级计位于受试儿童测试耳侧的适当距离处，发声玩具与测试耳的距离，以及与声级计麦克风的距离相等，为30～45cm。

【测试参数】

1. 刺激声选择　发声玩具刺激声、窄带噪声和言语声均可以作为BOA刺激声，用发声玩具和声场信号作为婴幼儿听力反应评估的声刺激，是行为观察的基础。

本章讲解由发声玩具引起听性反应的BOA评估方法，需要特别注意的是发声玩具的刺激声的频率特异性是与其强度范围相关联的，超出一定强度范围频率亦随之改变。

2. 刺激声声压级的监测　刺激声声压级的监测有现场监测、事先监测和事后监测三种方法。

本章讲解推荐使用现场监测，使用声级计现场记录刺激声强度，声级计设置在A计权挡，快速反应特性挡（快挡），监测刺激声的峰值平均声压级。

3. 听性反应方式

（1）0～3月龄婴儿的行为观察：一般在婴儿浅睡眠状态下使用发声玩具刺激声。临床中合理的反应包括：给出声刺激后2～3s有明确出现的微微睁眼、挑眉、吸吮、身体轻微的活动、眼睛睁开（通常是快速），或者明显的身体四肢移动等行为反应。最常见的对特大声音反应是从浅睡眠状态中惊醒以及惊跳反射、听 - 眼睑反射。

（2）4～6月龄婴儿的行为观察：可观察到合理的注意性行为，包括安静反应（活动减少），头转慢慢转向声源或眼球转向声源，活动增加（四肢活动加快，吸吮动作加快），开始发声或发声增多，突然停止发声，开始或停止哭，眼睛睁大，笑或者其他一些面部表情变化。最常见的对特大声音反应是眨眼、皱眉或惊跳反射、听 - 眼睑反射。

【数据采集】

BOA具体测试方法见测试流程图（图3-1-4）。

1. 诱导观察者利用安抚玩具分散受试儿童注意力，使其处于相对安静的状态，诱导观察者向测试者提示恰当的给声时机。

2. 主测试者先使用频带较宽的发声玩具作为刺激声，开始时给出相对较轻的声音，刺激声在同一强度上持续3～5s，刺激声的间隔时间至少大于10s。

3. 主测试者和诱导观察者注意受试儿童的反应方式，可以确定的受试儿童反应方式应与刺激声有时间锁相，即刺激声后受试儿童应在3s内做出与年龄相符的行为反应。主测试者在给声时快速查看声级计上声压级数，受试儿童若对刺激声无反应，进一步用上升法再次给声，直到受试儿童出现反应，或直到达到这种发声玩具的强度极限。

4. 诱导观察者记录下有关发声玩具的资料，如名称、给声强度、频率范围、给声侧别、反应侧别，要准确地描述受试儿童的反应行为方式。

5. 分别使用高频和低频刺激声的发声玩具完成以上步骤。

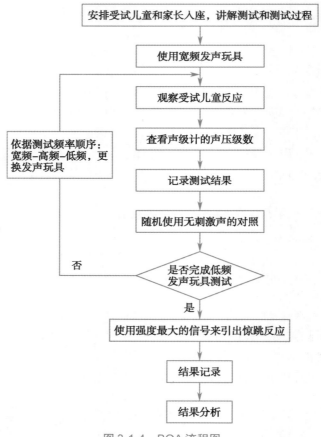

图 3-1-4 BOA 流程图

6. 在测试过程中要随机使用无刺激声的对照方法,具体方法为给 4 次有效刺激声,随机给 1 次无刺激声,作为对照检查。

7. 用强度最大的信号来引出惊跳反应。这个信号可能会把受试儿童吓哭,给声之前务必向家长说明。

【测试结果记录与分析】

1. 测试结果记录

(1)发声玩具名称、给声强度、给声侧别、反应侧别、反应方式(如转头、转眼球、睁开眼等)、反应可靠性(反应清晰用"+"~"+++"表示;反应迟疑或怀疑用"?"或"−+"表示;未观察到反应用"−"表示)。

(2)测试状态:良好 / 困倦 / 哭闹;清醒 / 浅睡眠 / 深睡眠。

(3)配合程度:良好 / 不配合。

(4)可靠性:可靠 / 欠佳 / 假阳性多。

典型报告单如表 3-1-2 所示。

表 3-1-2 行为观察测听记录表

姓名： 性别： 年龄： 出生日期：

发声玩具	给声强度 / dB（A）	反应方式	可靠性	给声侧别	反应侧别	主频 /Hz
鼓						250～500
手鼓						500
木鱼						1 015
锣						800～1 000
双音响筒						1 000～2 000
响板						2 900～3 200
手串铃						4 000
摇铃						4 000～4 400
铜锣						600～4 000
镲						900～4 500
碰钟						2 000～8 000
沙锤						8 000～10 000
测试状态	□清醒 □浅睡眠 □深睡眠 □良好 □困倦 □哭闹					
备注						

2. 测试结果分析 不同月龄 BOA 反应通过级如图 3-1-5，向家长解释听力测试结果，及结果的可靠性和有效性，并对后续随访做出安排。

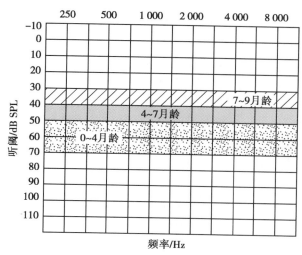

图 3-1-5 不同月龄使用不同频率特性发声玩具 BOA 反应通过级

【注意事项】

1. 测试结果解释　行为观察测听的结果为受试儿童的阈上反应，是期望反应的最低听刺激强度的"最小反应级"，需要向家长解释测试结果的有效性和局限性。

2. 测试结果认定方法　评价听力时，如果反应可以重复引出就应认可，即受试儿童对同一发声玩具的刺激声的重复给声可持续做出反应。

（董瑞娟）

第二节　视觉强化测听

视觉强化测听（visual reinforcement audiometry，VRA）是使受试儿童建立起对刺激声的操作性条件化，是将听觉声信号与视觉闪亮活动玩具信号结合起来，从而获得婴幼儿听阈的测听方法。

在测试过程中，当受试儿听到刺激声，同时吸引和操控受试儿童头转向有趣的闪亮活动玩具，使用这种诱导性的视觉奖励与强化，激励受试儿童在刺激声本身没有趣味时，仍持续将头转向视觉奖励器（视觉强化奖励器）。临床常用于年龄在 6 月龄～2.5 岁范围的受试儿童气导和骨导听阈测试。

【测试环境】

1. 测试房间　测试房间的要求同行为观察测听。测试房间可以分为同室和分室：同室即主测试者和受试儿童在同一个房间；分室即主测试者和受试儿童分别在不同的房间，两室之间隔声，并设有防雾处理后的单向玻璃，设有对讲系统可让主测试者和诱导观察者通话交流，这种形式有利于主测试者集中注意力观察，并且受试儿童不宜受到暗示。采用可调节亮度的灯具。

2. 测试设备　测试设备包括纯音听力计、视觉强化奖励器、换能器（包括压耳式耳机、插入式耳机、骨振器和扬声器）、声级计、电耳镜以及适合分散和吸引 6 月龄～2.5 岁受试儿童注意力的安抚玩具（图 3-2-1）。

【测试前准备】

1. 检查测试设备　进行视觉强化测听之前，测试人员需要对纯音听力计、换能器等部件进行检查，确保仪器设备工作正常。对测听室的声场要定期用声级计检查，如发现强度改变应予重新校准。

2. 询问病史　向家长询问受试儿童的听力现病史，母亲妊娠史、出生史、生长发育史、家族史等，了解受试儿童对自然声音反应能力、认知能力、注意目标能力、肢体活动能力、生理发育状况等。重点询问内容还包括言语感知或语言能力，受试儿童是否能在较少支撑下坐，是否能转头，眼球是否能追寻物体。

3. 耳郭及耳镜 / 耳内镜检查　详见本章第一节。

4. 测试布局

（1）测试用小桌小椅布局：受试儿童测试椅放置于声场校准点处，要带固定扶手的小圈椅或带儿童固定装置的儿童椅，避免其随意起身活动。受试儿童面前的桌子下面要有隔板，避免受试儿童看到准备的测试玩具而分散注意力，桌椅上衬垫一层绒布或垫子，防止受试儿童活动时碰击出噪声。

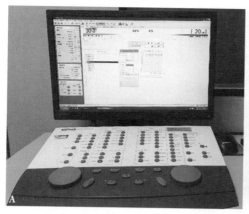
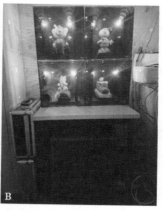
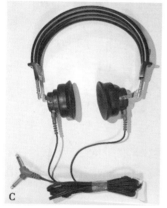
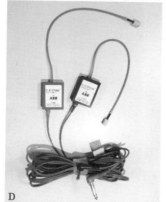
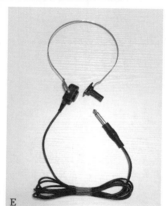
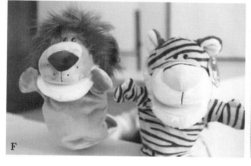
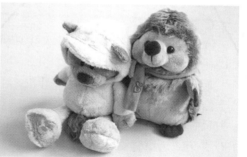

图 3-2-1 测试用设备

A. 纯音听力计；B. 视觉强化奖励器和扬声器；C. 压耳式耳机；D. 插入式耳机；E. 骨振器；F. 安抚玩具。

（2）受试儿童和家长座次：尽可能让受试儿童独立坐在测试椅中，家长一般坐在受试儿童的背后或远离扬声器的侧后方，如果受试儿童因担心或不合作等原因无法独立坐，也可坐在家长膝上，但尽量与家长无其他身体接触。

（3）测试人员位置：诱导观察者坐在受试儿童的侧对面，主测试者可以坐在同一房间，面对受试儿童，或者在另一房间通过单向观察窗观察受试儿童，通过对讲系统与主测试者相互沟通。

（4）扬声器位置：扬声器以 90°或 45°角入射，高度应以受试儿童坐姿时耳的高度为基准，扬声器与受试儿童相距 1m。推荐扬声器角度为 90°。

（5）视觉奖励器位置：视觉奖励器通常放在扬声器之上，位置与受试儿童的视线成 90°夹角，也可使用 45°夹角（图 3-2-2）。

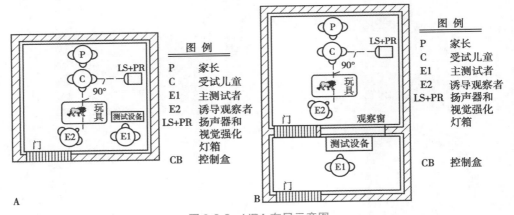

图 3-2-2　VRA 布局示意图

A. 同室测试布局示意图；B. 分室测试布局示意图。

5. 讲解测试要求　测试者向家长认真并且简明地解释测听内容及注意事项，如"今天要测试孩子听到声音转头看灯箱的反应，您只需要安静观看。如果给出的刺激声比较大，您不要惊慌"。

【测试参数】

1. 换能器选择

（1）气导耳机：推荐使用插入式耳机。插入式耳机舒适、轻巧、耳间衰减较头戴式耳机大，因此是最佳的选择。

佩戴耳机技巧：佩戴插入式耳机之前，一定要先将刺激声降低，将插入式耳机贴于受试儿童背后，耳塞轻轻塞入受试儿童的外耳道内（图 3-2-3），防止受试儿童甩头时脱落。如果受试儿童拒绝佩戴耳机，可通过请家长配合或给玩具动物戴上耳机使受试儿童感觉到戴上耳机会很有趣，消除其恐惧感。如果受试儿童拒绝耳

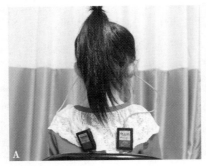
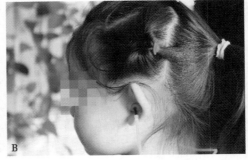

图 3-2-3　插入式耳机佩戴示意图

A. 将插入式耳机贴于受试儿童背后；B. 将耳塞轻轻塞入受试儿童外耳道内。

机,也可先行声场下的条件化后再次尝试使用耳机,每次听力测试要尽可能获得受试儿童每侧耳的听力结果。

（2）骨振器:拨开头发避开耳郭,将骨振器平圆顶接触面置于乳突相对平坦处,另一端在对侧耳适当位置固定,如有不适可垫上纱布（图3-2-4）。如果受试儿童拒绝带骨振器或者骨振器不舒服,可将骨振器头环改为发带,如受试儿童仍拒绝可卸载头环,让家长手持骨振器压在受试儿童的乳突位置。

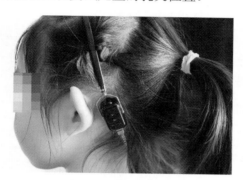

图 3-2-4　骨导耳机的佩戴示意图

（3）扬声器:对于不愿佩戴耳机的受试儿童及助听器和人工耳蜗的助听听阈评估,可使用扬声器给声方式。

2. 刺激声设置

（1）刺激声类型:一般为啭音或窄带噪声,受试儿童对此类声音较为感兴趣。

（2）刺激声强度:测试前测试者应该充分了解受试儿童的情况,所给条件化刺激强度应在阈上 15dB 或更高些。

【数据采集】

VRA 测试可分为训练受试儿童建立对刺激声的条件化反应和获得阈值测试两部分,具体测试流程如图 3-2-5。

（一）训练受试儿童建立对刺激声的条件化反应

1. 条件化步骤　获得阈值测试前需要训练受试儿童建立操作性条件化,推荐使用的条件化步骤如下。

（1）主测试者给出受试儿童能听到的刺激声,同时给予灯箱的奖励玩具,诱导观察者引导受试儿童去看闪亮的玩具,并微笑晃动手中的玩具,给予口头的称赞,让孩子感到游戏有趣,训练2~3次。

（2）观察到受试儿童有自愿的反应后,诱导观察者不再主动引导受试儿童去看闪亮玩具,测试同时给予刺激声和灯箱的奖励玩具,让受试儿童自愿地转头看闪亮的玩具,重复进行2~3次。

（3）主测试者只给出刺激声,观察受试儿童能否自愿地做出反应。如果听性反应肯定,迅速跟随灯箱的奖励,重复 2~3 次,直到完全建立通过视觉刺激强化对声刺激引起的转头的条件化（图3-2-6）。条件化建立成功的指标为受试儿童学会了听到刺激声转头看灯箱,并且能等待刺激声,条件化需要稳定建立后才进入正式测试阶段。

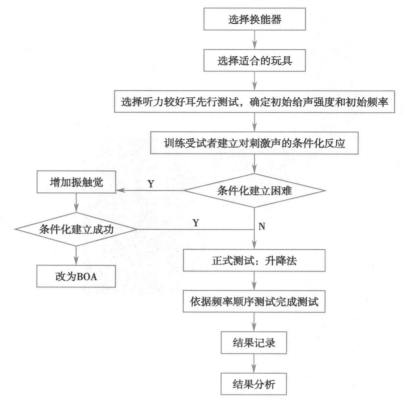

图 3-2-5　VRA 测试流程图

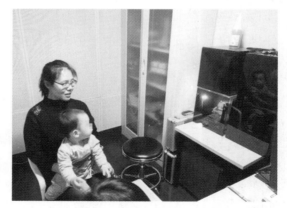

图 3-2-6　受试儿童听到声音后, 转头看视觉强化奖励器

2. 条件化建立困难受试儿童　当同时给予刺激声和奖励玩具时受试儿童有反应, 而单独给予刺激声时受试儿童却无反应, 这可能是由受试儿童对刺激声不感兴趣或者听不到刺激声引起的。可以尝试更换刺激声类型、刺激频率、刺激强度, 或者采用听觉 - 振触觉 - 视觉强化训练。听觉 - 振触觉 - 视觉强化的训练方法的具体步骤如下。

（1）使用双通道听力计，一个通道选择"耳机/扬声器"给测试声；另一个通道选择骨导，频率为500Hz、强度为50～60dB HL下会产生振触觉，受试者尝试骨振器是否产生振动。

（2）将骨振器去除头夹放在受试儿童手里，条件化设好刺激声强度不动，双通道同时给声（听觉刺激＋振动刺激），训练受试儿童建立条件化。

（3）当条件化建立成功，单通道给声（仅听觉刺激声），骨振器保持原位观察受试儿童在仅有听觉刺激下是否会听声转头看视觉奖励器。如果受试儿童依然有反应，那么说明受试儿童建立起听觉操作性条件化；如果停止骨振器后只耳机给声，受试儿童不再反应，那么说明可能是刺激声强度在阈值附近，仅靠听觉刺激无法建立操作性条件化，也可能为受试儿童此频率最大强度无反应，建议佩戴助听器训练后进行测试（图3-2-7）。

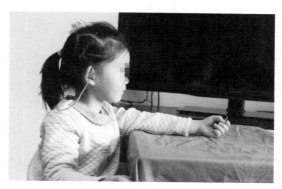

图 3-2-7　听觉 - 振触觉 - 视觉强化条件化示意图

（二）获得阈值测试过程

1. 开始给声　当受试儿童条件化建立可靠后，主测试者给出刺激声，给声时间持续1～2s，观察到受试儿童有明确的转头反应后，给予奖励玩具1～2s，测试间隔3～5s。

2. 阈值获得步骤　主测试者依据纯音测听法采用升降法确定每侧耳各频率的气导和骨导阈值。主测试者也可基于受试儿童的年龄、注意状态及其他可能影响因素决定给声强度。VRA阈值测定时如果初始刺激声强度较大，采用20dB步距尽快降低刺激声强度接近阈值附近，在阈值附近采用升降法确定阈值，阈值判断标准为3次给声2次做出正确反应，即为该频率的阈值。

3. 测试频率选择顺序　受试儿童不像成人可较长时间集中注意力，测试时必须提高效率，根据测试的目的和受试儿童实际配合状态，让重要的听觉信息优先得到，可以采用"填图游戏"的方法完成所有频率的测试，推荐几种测试顺序：1 000Hz→4 000Hz→500Hz→2 000Hz 或者 2 000Hz→500Hz→4 000Hz→1 000Hz，先相对好耳后相对差耳交替更换。当受试儿童听力损失较重或重度高频听力下降也可采用以下顺序：500Hz→2 000Hz→1 000Hz→4 000Hz，先相对好耳后相对差耳交替更换。

更换测试频率、测试耳别，会出现条件化丢失，已经明确的反应出现迟疑或反应过长，需要重新条件化。

4. 如果受试儿童配合良好且状态较好,应完成骨导测试。

【测试结果记录与分析】

1. 测试结果记录

(1)受试儿童的状态:①精神状态;②配合程度为良好 / 不配合(不配合原因可为过于活跃 / 胆小)。

(2)给声方式和刺激声:压耳式耳机 / 插入式耳机 / 声场,啭音 / 窄带噪声。

(3)条件化建立:①顺利 / 困难 / 易丢失 / 多次反复;②侧别为左 / 右;③初始频率;④初始强度为____dB HL。

(4)测试步骤:①耳别顺序,交叉耳测法 / 先完成左 / 右耳再测左 / 右耳;②频率顺序。

(5)测试结果:可靠 / 仅供参考。

(6)裸耳 / 助听:助听器。

典型报告单如表 3-2-2 所示。

表 3-2-2 视觉强化测听记录表

姓名: 　　性别: 　　年龄: 　　测试日期: 　　听力计型号:

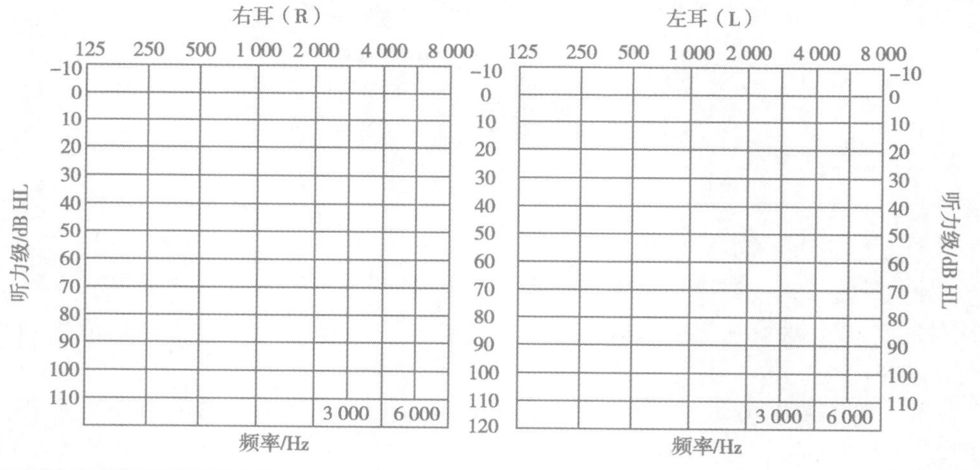

分类		右耳(R)	左耳(L)
气导	未掩蔽	○	✕
	掩蔽	△	□
	无反应	↙○	✕↙
		△↘	□↘
骨导	未掩蔽	<	>
	掩蔽	[	]
	无反应	↙<	>↙
助听听阈		H	V
不舒适阈		U	U
最舒适阈		C	C
声场		B	

图例

续表

助听装置

	右耳	左耳
助听装置类型		
品牌/型号		
声学特性(耳模气孔,耳塞型号等)		

受试儿童的状态	□良好　　　□困倦　　　□哭闹
配合程度	□配合　　　□不配合　原因:
给声方式	□压耳式耳机　□插入式耳机　□声场
刺激声	□啭音　　　□窄带噪声
条件化建立	□顺利　　　□困难　　　□易丢失　　　□多次反复
	□左耳　　　□右耳
	初始频率:　Hz　初始强度:　dB HL
测试步骤	耳别顺序:□交叉耳测法　□先完成左/右耳再测左/右耳
	频率顺序:
可靠性	□可靠　　　□欠佳　　　□假阳性多
备注	

2. 测试结果分析

(1)解释听力检查各种图形的内容,受试儿童能听到什么,不能听到什么。

(2)结合声导抗内容解释听力损失类型,传导性听力损失和感音神经性听力损失。

(3)向家长解释基本的干预方法。

(4)给予心理上的支持。

【注意事项】

1. 玩具的选择及其位置摆放　测试用玩具必须与受试儿童的年龄相适应。玩具的摆放位置也十分重要,玩具可置于小桌的中央,更便于观察受试儿童的头明确转向扬声器。对于反应过度的受试儿童,可让玩具远离小桌子中央,置于远离扬声器的一侧,这样受试儿童在探究奖励玩具过程中必须做出明确的转头动作。

2. 受试儿童害怕视觉奖励器的处理　有些受试儿童害怕某种动画视觉奖励玩具,如果是此种情况视觉奖励器可以只是亮光或者更换其他的玩具。

3. 对受试儿童注意力的控制　诱导观察者必须能控制受试儿童的注意力,要控制与受试儿玩耍的程度,防止受试儿童不停环视房间或追踪奖励玩具或完全注意玩耍的玩具。

4. 受试儿童不能做出反应的处理 受试儿童的兴趣和耐心以及注意力是十分有限的,在受试儿没有做出反应时应及时加大给声强度,避免在同一强度反复给声,也可回到已经成功反应的频率和强度重新条件化,或休息后再重新测试,或改为 BOA,或安排再次复诊。家长不能期望在一次测试阶段中受试儿童能完成所有的测试步骤,甚至有些受试儿童完全无法接受首次测试,对于这种情况应和家长充分交流,安排多次复诊,最后利用"填图游戏"的方法,得到一个完整的听力图。

(董瑞娟)

第三节 游戏测听

游戏测听(paly audiometry,PA)是指让受试儿童参与某种简单有趣的游戏,教会受试儿童对所给的刺激声做出明确可靠的反应。受试儿童必须能理解和执行这个游戏,并且在反应之前可以等待刺激声的出现。临床常用于 2.5~6 岁年龄范围的受试儿童听力测试。

【测试环境】

1. 隔声室 隔声室要求同视觉强化测听章节。

2. 测试设备 测试设备包括纯音听力计、换能器(包括压耳式耳机、插入式耳机、骨导耳机和扬声器)、电耳镜、声级计,以及适合 2.5~6 岁受试儿童的测试用玩具(图 3-3-1)。

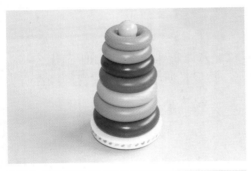
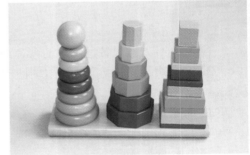
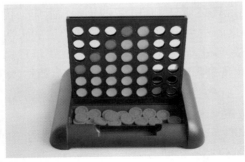
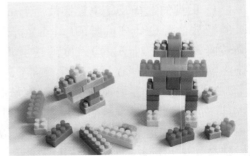

图 3-3-1 游戏测听用测试玩具

【测试前准备】

1. 检查测试设备 详见本章第二节。

2. 病史采集 向家长询问受试儿童的听力现病史、母孕史、出生史、生长发育史，家族史等，了解受试儿童对自然声音的反应能力、认知能力、注意目标能力、肢体活动能力、生理发育状况，重点采集内容还包括身体活动能力和手持玩具的精细活动能力。

3. 耳郭及耳镜/耳内镜检查 详见本章第一节。

4. 测试布局 详见本章第二节。

5. 讲解测试要求 测听人员向受试儿童的父母认真解释测听内容和测试过程中的注意事项。如"今天的测试是让孩子听到声音做游戏，您只需要安静观看，如果给出的刺激声音比较大，您不要惊慌"。

【测试参数】

1. 换能器选择 详见本章第二节。

2. 刺激声设置

（1）刺激声类型：一般为啭音或纯音。

（2）刺激声强度：测试前测试者应该充分了解受试儿童的情况，所给条件化刺激强度应在阈上15dB或更高些。

3. 游戏项目 根据受试儿童的能力、发育情况、注意力等选取合适的测试玩具，所选择的游戏项目，应当符合受试儿童的年龄，对受试儿童来说比较简单、有趣且容易完成。

【数据采集】

测试流程如图3-3-2所示。

（一）训练受试儿童建立对刺激声的条件化反应

条件化建立过程可以无语言沟通，给受试儿童做演示，让受试儿童看懂游戏的所有过程。诱导观察者做好准备工作，玩具放在诱导观察者侧，受试儿童侧不能有玩具，诱导观察者停止活动，停止说话，让受试儿童戴着耳机安静坐好，测试者选择听力较好耳先行测试，给声强度应保证受试儿童能听见，给声长度在1～2s，给声间隔时间为3～5s。在确认条件化是否建立成功时给声间隔要长，保证在5s，受试儿童能够独立完成2～3次初始给声并完成游戏要求，就表示条件化建立成功。

依据受试儿童的年龄和配合能力可选择让受试儿童看诱导观察者怎样完成游戏（3～5岁）和手把手演示（2～3岁）的方法，具体方法如下。

1. 受试儿童看观察诱导者怎样完成游戏

（1）主测试者和观察者双方示意给声，受试儿童只要看诱导观察者做游戏，重复2～3次。

（2）直到受试儿童有明显的参与欲望，诱导观察者可以尝试把玩具交给受试儿童，和受试儿童同时拿玩具，聆听，听到声音后诱导观察者先做游戏，带领受试儿童做游戏，重复2～3次。

（3）观察受试儿童有听到声音主动放的动作后，下一步听到声音，受试儿童先做游戏，诱导观察者随后跟随做游戏，重复1～2次。

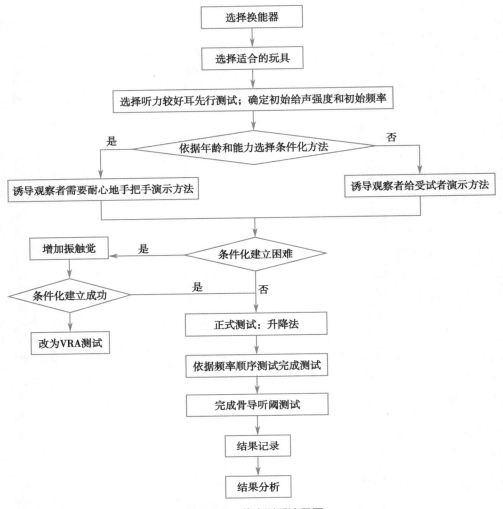

图 3-3-2 游戏测听流程图

（4）诱导观察者不做游戏，完全由受试儿童完成。当受试儿童犹豫放物迟疑时，如刺激声出现后手不知所措，可推动受试儿童的手移动，鼓励受试儿童反应，或重复条件化过程。当受试儿童反应过度，如不能等待刺激声出现就反应时，可轻柔地抑制受试儿童手的移动，直到受试儿童完全学会独立做听声放物，可以认为条件化成功建立（图 3-3-3）。

此过程可简化为如下步骤。

● 诱导观察者先做，受试儿童看。

● 诱导观察者和受试儿童同时做 ⎰ 诱导观察者先放，受试儿童后放。
　　　　　　　　　　　　　　　　⎱ 受试儿童先放，诱导观察者后放。

● 受试儿童做游戏，诱导观察者看，直到受试儿童可独立完成。

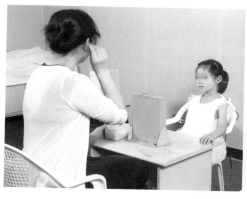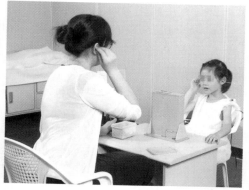

图 3-3-3　游戏测听条件化

2. 观察诱导者手把手演示方法

（1）诱导观察者将测试玩具放到受试儿童的手里，诱导观察者一手拿玩具，一手轻轻握住受试儿童的手腕放到测试耳旁，等待声音的出现。主测试者给声，诱导观察者先做游戏，然后轻轻挪动受试儿童的手完成游戏。

（2）重复以上的过程，直到受试儿童有自主意识要做游戏时，诱导观察者松开手，虚放在受试儿童手腕周围不能撤回，受试儿童先做游戏，诱导观察者后做游戏。

（3）观察受试儿童听声后的反应。若受试儿童听到声音后自己主动做游戏而不需要诱导观察者的诱导了，这时诱导观察者可将手撤回，直到受试儿童能够等待并独立完成游戏，就表示条件化建立成功（图 3-3-4）。

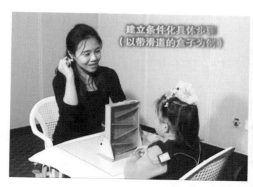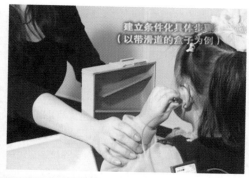

受试儿童看诱导观察者怎样完成游戏

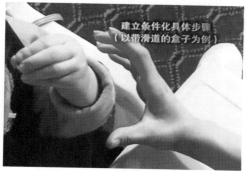

图 3-3-4　小龄儿童游戏条件化

51

此过程可简化为如下步骤。

● 诱导观察者和儿童一起手把手,诱导观察者先放,受试儿童后放。

● 诱导观察者松手,虚放在受试儿童手腕周围,受试儿童先做游戏,诱导观察者后做游戏。

● 诱导观察者将手撤回,受试儿童做游戏,诱导观察者看,直到受试儿童可等待并独立完成游戏。

诱导观察者手把手演示方法

3. 条件化建立困难的儿童 建立条件化困难,刺激声强度太接近阈值可以采用增加振触觉的训练方法。具体方法同"视觉强化测听"中"听觉-振触觉-视觉强化训练"方法,如果即使增加振触觉条件化建立依旧困难,可改为 VRA。

(二)获得阈值测试过程

1. 通常采用的测听方式为纯音测听法,采用升降法确定某频率的反应阈值。给声时间要保证在 1～2s,给声的时间要足够引起听性反应。隔声间隔时间为 3～5s。每个频率给声次数要保证受试儿能够连续两次在同一强度准确反应。

获得阈值测试过程

2. 对于能很好配合测试并且集中注意力时间较长的儿童,或者经过长期康复训练的儿童,可以先测试较好耳的各个频率后,再测试另一只耳的各个频率。当使用插入式耳机和压耳式耳机以期快速获得每侧耳更多信息,需要先相对好耳后相对差耳交替更换测试。儿童游戏测听常采用的顺序为:最佳初始频率先从 1 000Hz 和 4 000Hz 两个频率开始。一般游戏测听可采用的测试频率及顺序如下。

(1)1 000Hz——相对好耳;1 000Hz——对侧耳;4 000Hz——相对好耳;4 000Hz——对侧耳,然后再测试其他频率。

(2)1 000Hz——相对好耳;1 000Hz——对侧耳;4 000Hz——对侧耳;4 000Hz——相对好耳,然后再测试其他频率。

对于听力损失较重而低频残余听力尚可的儿童,常用的频率测试顺序如下。

(1)500Hz——相对好耳;500Hz——对侧耳;2 000Hz——相对好耳;2 000Hz——对侧耳,然后再测试其他频率。

(2)500Hz——相对好耳;500Hz——对侧耳;2 000Hz——对侧耳;2 000Hz——相对好耳,然后再测试其他频率。

采用上述两种方法,儿童听力损失即使较重也可保证测试进行。

3. 有必要或可能时,应做掩蔽。掩蔽可使用一个掩蔽级法,摘下耳机,在对侧非测试耳阈值上加 30dB 或 40dB 的一个级别掩蔽级噪声,持续给声,受试儿童手中无测试玩具,且处于玩耍状态,给受试儿童戴上耳机,将小球或者小片交给受试儿童,给测试声受试儿童仍然能够做出期望的反应(听声放物),则认为是真实阈值,如果一个掩蔽级法不能获得阈值,仍需要使用平台掩蔽法。

获得阈值测试过程

【测试结果分析】

同本章第二节。

【注意事项】

1. 假阳性反应一旦出现，需要对其进行重新条件化。此时要放慢测试速度，停顿片刻，重新给予已明确反应的刺激频率和强度，重复 1～2 次反应结果，确保条件化仍可建立。

2. 改变频率　有些受试儿童改变测试频率或测试耳时，需要重新条件化。

3. 游戏项目　需要根据受试儿童的兴趣选择测试玩具和游戏项目，测试时要注意游戏项目规则，如色彩搭配错，排放顺序出错（如高低、大小、图案），一般受试儿童会给予纠正，分散受试儿童注意力使测试时间延长。

4. 受试儿童疲劳　要观察受试儿童是否出现疲劳信号，如行动减缓、其他不相关的动作增多、东张西望、不再对声音做出反应、想离开测试室等。此时，测试人员应当改变游戏方式，若没有任何改善，应当停止测试，让受试儿童出去休息片刻再进行测试。如果仍然无法继续测试，就停止测试，否则不可能得到精确的结果。

5. 对已经建立好的阈值反应测试人员要确定是否受试儿童对测试失去兴趣或恢复测试后受试儿童根本没有听到先前测试的刺激声。但是，如果受试儿童的反应是准确的，测试人员要相信自己的测试结果。完成一个受试儿童的完整听力图，有必要进行多次测试。

（董瑞娟　王　媛）

声导抗测试

声导抗测试用于评估中耳功能，确定听力损失的性质及中耳病变的筛查。它通常包括鼓室声导抗和镫骨肌声反射。本章着重介绍鼓室图测试及镫骨肌声反射测试的具体操作方法、注意事项及结果如何解读。其测试原理及理论详见本套教材《诊断听力学》中的相关章节。

第一节　鼓室图测试

鼓室图（tympanogram）测试是一项检测中耳功能的客观性技术，反映了中耳声导纳与外耳道内压强变化之间的动态关系。根据这一定义，鼓室图测试需要测量不同压强情况下外耳道内声导纳值，再将这些数据绘成鼓室图。虽然鼓室图可以提示中耳传声系统是否存在病变，却也有一定的局限性。因此，鼓室图通常不能单独作为中耳病变的诊断依据。但它与耳镜、纯音听阈测试及镫骨肌声反射测试结合所提供的临床信息是其他检测手段无法比拟的。

【测试环境】

1. **测试房间**　鼓室图测试需在隔声室或在通风及采光良好的安静房间进行。

2. **测试设备**　鼓室图测试所用设备为中耳分析仪，配有不同尺寸或形状的耳塞（图 4-1-1）。测试设备应满足 GB/T 7341.5—2018 标准。对于临床诊断机构或需要测试 6 月龄及以下婴幼儿的机构，所选设备除具有 226Hz 探测音外还需具有 1 000Hz 探测音选项。

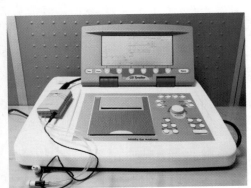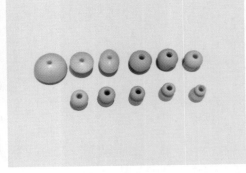

图 4-1-1　中耳分析仪及不同尺寸、形状耳塞

【测试前准备】

1. 检查测试设备

（1）设备清洁：测试设备应保持清洁，所配耳塞应保持完好、干燥、清洁。使用后耳塞应妥善清洁，待耳塞充分干燥方可使用。

（2）进行生物学校准：测试设备需每日进行正常中耳测试校准，取得具有峰值的鼓室图，确保压强泵工作正常，探头及探管没有堵塞。

（3）进行耦合腔校准：测试设备需每日进行耦合腔校准，耦合腔由设备生产厂家提供，专门用于中耳分析仪校准。

耦合腔多为金属或硬塑料质，且标明容积。通常用于中耳分析仪校准的耦合腔尺寸为 $0.5 \sim 5cm^3$。在进行耦合腔校准时，取下探头前端耳塞，将探头插入耦合腔内，插入深度以二者紧密接触为宜（图 4-1-2）。选择 226Hz 探测音、鼓室图测试模式并开始测试。耦合腔校准结果应得到一条与横坐标（压强）平行的直线（图 4-1-3），且测得外耳道等效容积应在相应耦合腔的允许误差范围内。

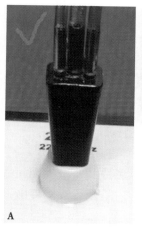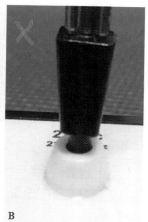

进行耦合腔
校准

图 4-1-2 探头与耦合腔连接照片
A. 探头与耦合腔正确连接；B. 探头与耦合腔错误连接。

如果校准结果不能得到平行直线（图 4-1-4），而是随压强减低向上倾斜，则说明存在漏气现象，可能发生在耦合腔或探头探管或二者的链接部分。取下探头，重新插入耦合腔（如可能，可选择另外一个耦合腔或换用其他容积耦合腔），重复上述校准过程。如果仍然不能得到平行直线，则该设备不能通过校准。

耦合腔校准中等效容积的允许误差范围通常为耦合腔标称值 ±5%。$0.5cm^3$ 耦合腔校准正常结果应刚好为其标称值。表 4-1-1 是各容积耦合腔校准的允许范围。

1 000Hz 探测音校准采用厂家提供的专门用于高频探测音校准的耦合腔。这种耦合腔不是封闭的，因此不能测量其容积。校准应在 0daPa 处测量耦合腔的声导纳并与厂家给出的标称值进行比对。

更加详细的实验室校准应至少每年进行一次，应由专门的校准机构实施，如设备不能通过校准则不能用于临床测试。

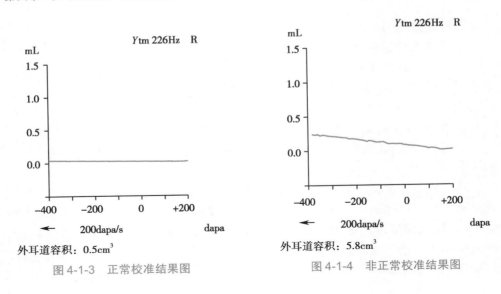

图 4-1-3　正常校准结果图　　　图 4-1-4　非正常校准结果图

外耳道容积：0.5cm³　　　　　外耳道容积：5.8cm³

表 4-1-1　各种容积的耦合腔在校准的允许范围

耦合腔容积	允许范围
0.5cm³	0.5cm³
2cm³	1.9～2.1cm³
5cm³	4.8～5.2cm³

2. 受试者准备

（1）询问病史：在鼓室图测试前，需向受试者或其监护人询问最近是否出现与耳部相关的症状，包括耳部不适、耳部疼痛、耳内是否有液体渗出等。最近是否接受过耳部相关的治疗或手术。

（2）耳镜检查：鼓室图测试前应进行耳镜检查，以确定受试者是否存在鼓室图测试的禁忌证。耳镜检查的具体操作方法详见第二章。

（3）讲解测试要求及测试位置：正式测试前测试者应使用通俗易懂的语言向受试者讲解测试要求，例如"我将在你的外耳道内放入一个探头，探头上配有一个柔软的耳塞。测试过程中，外耳道内会有压力的感觉，这种感觉会持续几秒钟。测试中你不需要做出任何反应。请尽量避免说话、吞咽及咳嗽。如果你觉得测试过程中出现疼痛请举手示意。"

测试中成人受试者应采取舒适坐位（图 4-1-5），并于测试前取下可能干扰放置探头的耳饰及助听器。儿童受试者可坐于监护人腿部，对于小龄儿童受试者可侧坐于监护人腿部，监护人一手扶儿童手臂，一手扶儿童头部，使其头部靠在自己胸前，从而起到固定作用（图 4-1-6）。

【测试参数】

1. 探测音频率选择

（1）成人受试者：成人受试者通常选择 226Hz 探测音进行鼓室图测试。

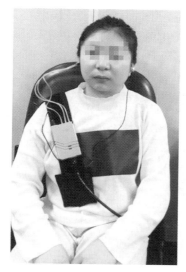

图 4-1-5 成人受试者的测试姿势

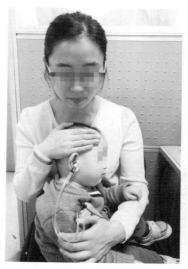

图 4-1-6 儿童受试者的测试姿势

（2）儿童受试者：6 月龄以下的受试儿童应选择 1 000Hz 探测音进行鼓室图测试。对于 6 月龄至 6 岁的受试者可考虑进行 226Hz 和 1 000Hz 两种探测音鼓室图测试，以便增加临床诊断依据。

2. 压强参数设置

（1）压强扫描方向：鼓室图测试中压强变换的方向应选择从正压至负压的递减式压强变化方向。

（2）压强范围

1）成人受试者：成人受试者鼓室图测试的压强范围为 +200daPa 至 −200daPa。有时为了得到完整峰值，压强下限可扩展到 −300daPa 或更低。过低的压强范围可能造成受试者不适，需谨慎使用。

2）儿童受试者：儿童受试者鼓室图测试的压强变化范围为 +200dapa 至 −400dapa，压强下限可延伸至 −600dapa。

3. 压强变化速度（泵速）选择 成人测试建议使用 50dapa/s 的压强变化速度。在儿童测试中可考虑适当提高泵速，以缩短测试时间。

【数据采集】

1. 选择耳塞 在测试前选择尺寸合适的耳塞非常重要，须做到耳塞能够封闭外耳道口且在整个测试过程中维持外耳道密闭不漏气。如带有耳塞的探头可轻易放入外耳道深部，说明耳塞尺寸过小，应换用大号耳塞。反之，如带有耳塞的探头在放入外耳道后迅速滑出说明耳塞尺寸过大，应换用小号耳塞。

2. 放置探头

（1）成人受试者：在为成人受试者放置探头时，可向上向后轻拉耳郭（图 4-1-7），以便将外耳道拉直。放入探头的方向应指向鼓膜，避免探头触碰外耳道壁造成堵塞。在放置探头时，不应使用过大的力量将探头放置过深。

（2）儿童受试者：在为儿童受试者放置探头时，可向下、向后轻轻牵拉耳郭（图 4-1-8），以便将外耳道拉直。探头放置方向应指向鼓膜方向，避免探头触碰外耳道壁造成堵塞。其他要求与成人受试者相同。

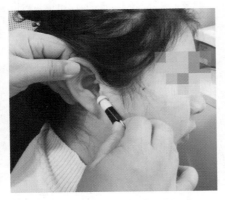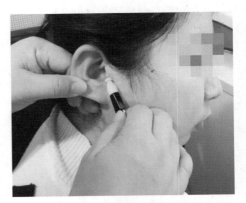

图 4-1-7　为成人放置测试探头　　　　　　图 4-1-8　为儿童放置测试探头

3. 正式测试　当测试设备及受试者均准备就绪后，即可进入测试环节。具体测试流程图见图 4-1-9。

（1）根据受试者外耳道口的大小选择尺寸合适的耳塞，将耳塞安装在记录探头顶端。在安装过程中注意做到安装紧密无缝隙。

（2）将测试探头置于受试者外耳道，封闭外耳道口。

（3）选择"鼓室图"选项，调整测试参数，按下"开始"按钮。

（4）测试开始，出现鼓室图峰值或达到压力下限，按下"结束"，释放外耳道压力，取下测试探头，记录测试结果。

（5）如按下"开始"按钮后，仪器显示"密闭不佳"，则需重新选择耳塞并重复上述（1）～（4）过程。

（6）如按下"开始"按钮后，仪器显示"堵塞"，则需取下测试探头并检查探头是否堵塞并重复上述步骤（1）～（4）。

放置测试探头方法

正式测试

4. 重复测试

（1）成人受试者：如果测试结果与常见图形相距甚远，如峰的形态宽而圆钝、图形不规则、外耳道容积异常增大或减小、出现多个峰值等，应进行重复测试。重复测试应包括取出探头，检查外耳道，检查探头是否被耵聍等异物堵塞，重新放置耳塞，将探头正确放入外耳道，然后重新测试。如多名受试者均出现异常结果，除重复测试外还需进行耦合腔校准及正常耳主观校准。

（2）儿童受试者：在测试条件允许的情况下，所有儿童受试者测试结果均应进行重复测试，以确定其可靠性。当测试结果存在疑问（如出现平坦型曲线、多峰曲线，或外耳道容积显著低于或高于正常范围等，或结果不够清晰）时，重复测试尤为重要。重复测试要求与成人相同。

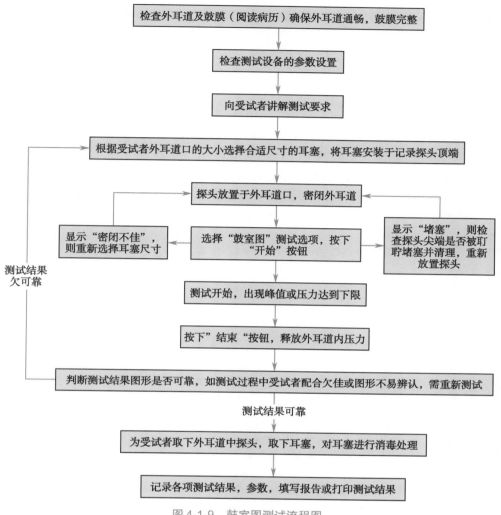

图 4-1-9 鼓室图测试流程图

【测试结果分析】

测试结束后测试者须填写测试报告（图 4-1-10），记录各项测试数据或直接打印测试结果图。

姓名＿＿＿＿＿＿ 性别＿＿＿＿ 年龄＿＿＿＿ 病例号＿＿＿＿＿＿ 测试设备＿＿＿＿＿

一.鼓室图测试

测试耳	曲线类型	鼓室压力 /daPa	声顺 /mL	外耳道容积 /cm³	宽度 /daPa
右耳（R）					
左耳（L）					

备注：

图 4-1-10 鼓室图测试报告

鼓室图结果与中耳疾病不具备一一对应关系，因此在解释测试结果时应结合受试者耳鼻咽喉科查体结果、病史及其他相关测试结果。

Liden-Jerger 依据鼓室图的峰压位置、幅度及形态将 226Hz 探测音鼓室图分为 A 型、B 型和 C 型，其中根据峰值的大小又将 A 型分为 Ad 和 As 两个亚型：①A 型峰压值在 −100～100daPa，声导纳峰值在 0.3～1.6mL（其中 Ad 型峰压值 −100～100daPa，声导纳峰值＞1.6mL；As 型峰压值在 −100～100daPa，声导纳峰值≤0.2mL）；②B 型曲线平坦无峰；③C 型曲线峰压值＜−100daPa。

（一）226Hz 探测音鼓室图（图 4-1-11）

1. 鼓室图峰压与中耳压强　鼓室图峰压是鼓室图曲线峰在横坐标上的对应数值，单位为 daPa。这个值用来评估中耳压强。当鼓室图为"平坦"或接近"平坦"时，中耳压强可报告为"无法测试"或"不确定"。

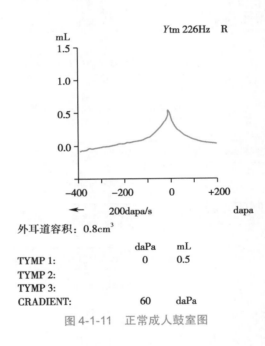

图 4-1-11　正常成人鼓室图

2. 导纳或顺性声纳峰值　鼓室图曲线纵坐标的测量值即为声纳或顺性声纳。曲线峰压所对应的纵坐标值即为中耳声导纳峰值。该值已经扣除了探头内侧与鼓膜之间密闭外耳道容积，这个过程称为"矫正"或"补偿"。

3. 外耳道等效容积　在鼓室图测试中，探头置于外耳道内，因此探头内侧与鼓膜之间外耳道空间的声学特性会被包括在测量范围之内。当采用 226Hz 探测音时，这部分外耳道空间的声导纳（或顺性声纳）会以代数和的形式叠加到中耳（相当于鼓膜处测得）声导纳中。如在测试过程中探头前端触碰外耳道壁则外耳道容积会显著减小。如果鼓膜穿孔，中耳腔会与外耳道连通，此时测得的外耳道等效容积将显著增大。当测试结果为平坦型曲线时，外耳道等效容积尤为重要，可以用来区别鼓膜穿孔或探头放置不当。

4. 鼓室图宽度　鼓室图宽度是一个描述性参数,指声导纳峰值两侧一半高度处所包含的压力范围,单位是 daPa。鼓室图宽度用来描述鼓室图峰值附近形态。通常宽而圆钝的峰宽度较大,高尖的峰宽度较小。

(二)1 000Hz 探测音鼓室图分型

采用如下方法对测试结果曲线进行正常与非正常划分(图 4-1-12)。

1. 在结果曲线两端压强(−400/−600 至 +200dapa)之间画一条直线,作为基线。

2. 确定曲线的主峰,可出现在任何压强位置。

3. 如果峰在基线上方,则为正峰,为正常型。

4. 正峰在正压位置或负压位置均为正常。

5. 如果峰在基线下方,则为负峰,为不正常型。如平坦或碟形曲线均为不正常。

6. 如果曲线既有正峰又有负峰,则应取正峰,为正常型。

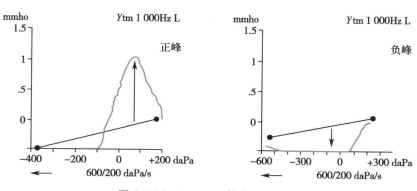

图 4-1-12　1 000Hz 鼓室图判断方法

【注意事项】

1. 预防感染　在声导抗测试中,耳塞与受试者外耳道接触,应特别注意消毒处理,预防院内感染。在测试中尽量使用一次性耳塞,如不能满足条件,也应确保一耳一消毒。并于每日测试结束后对耳塞进行集中清洁、消毒。经消毒后的耳塞须彻底干燥后方可用于测试。对于患有外耳道湿疹等具有传染性疾病的受试者,应尽可能使用一次性耳塞。

2. 不宜立即进行鼓室图测试的受试者　如果存在下述情况,应考虑暂缓测试或经耳鼻咽喉科医师处置后方可测试。

(1)任何情况的耳漏,外耳道存在液体渗出。

(2)外耳道内耵聍或异物(小昆虫、纱布或棉球等)应请耳鼻咽喉科医师取出后再行测试。

(3)关于耳部手术后多长时间可以进行鼓室图测试这一问题,目前并无统一标准。通常耳部手术 2 个月内不可进行鼓室图测试。当存在疑问时可在测试前寻求耳鼻咽喉科医师的建议。对于鼓膜修复术及听骨链手术后的受试者,在测试前须由耳鼻咽喉科医师确认测试是否安全,且测试应由经验丰富的操作者施行。

（陈　静）

第二节 镫骨肌声反射测试

镫骨肌声反射（acoustic stapedius reflex）也称中耳声反射，它是由强声刺激引起中耳肌肉反射性的收缩，从而起到保护人耳不被强声伤害的作用。镫骨肌声反射测试以纯音和／或窄带噪声作为刺激信号，镫骨肌收缩所引起的中耳声导纳变化，可采用与鼓室图一样的设备来记录。声反射阈是指能引起声反射的最小刺激声强度。镫骨肌声反射测试和鼓室图测试共同组成了声导抗测试。声导抗测试是基本的听力评估手段，在听力学鉴别诊断方面起着重要的作用。

【测试环境】

1. 测试房间 镫骨肌声反射测试环境与鼓室图测试相同。

2. 测试设备 镫骨肌声反射测试设备与鼓室图测试相同，对于临床诊断机构，设备除满足鼓室图测试要求外还需同时具备同、对侧声刺激系统。

【测试前准备】

1. 检查测试设备 声反射测试与鼓室图测试采用相同的设备，通常先测试鼓室图而后测试同一耳声反射。因此声反射测试对设备的检查与鼓室图基本相同。不同之处在于声反射需用到对侧声刺激系统，在每日的常规检查中应加以主观检测。

2. 受试者准备 声反射测试对受试者基本情况及配合要求与鼓室图测试基本相同。由于声反射测试是由强声刺激引起的，因此在测试过程中受试者将听到较大刺激声，故而在讲解测试要求时，需事先告知受试者，以免引起受试者惊吓。

【测试参数】

在声反射测试中，当一侧耳受到声刺激，会引起双侧中耳镫骨肌收缩，因此可测试同侧和对侧反射路径，增加诊断依据。

1. 探测耳与刺激耳 测试探头所在耳被称为探测耳；接受声音刺激的耳被称为刺激耳。

2. 同侧声反射与对侧声反射 同侧声反射是指探测耳与刺激耳为同一个耳，即刺激与测试发生在同一侧。对侧声反射是指探测耳与刺激耳在不同耳，即一侧耳接受刺激声，另一侧耳进行测量记录。

3. 声反射命名法 本书中介绍的声反射测试方法及结果分析均以探测耳来命名。例如左耳同侧声反射指对左耳进行测量记录，同时左耳接受声刺激；左耳对侧声反射指对左耳进行测量，右耳接受声刺激；右耳对侧声反射指对右耳进行测量，左耳接受声刺激。然而，并不是所有文献或诊疗机构均遵循上述命名原则，如以刺激耳进行命名，则两耳对侧声反射与本命名法相反。

4. 探测音和刺激声的选择 声反射测试以 226Hz 作为探测音频率。临床上，通常采用 500Hz、1 000Hz、2 000Hz、4 000Hz 纯音作为刺激声，刺激声强度通常以 5dB 为步距增加或减低。有时正常听力的年轻人在 4 000Hz 也可出现声反射阈升高现象。

【数据采集】

1. 声反射引出标准 正常听力者受到强声刺激，中耳镫骨肌收缩，中耳声导纳随之发生改变,仪器将记录到从 0.00mL 向下的偏移,此偏移与刺激声之间具有时间锁相性,在刺激声存在期间保持此偏移量,刺激声结束回到 0.00mL 位置(图 4-2-1)。当偏移量达到临床诊断设定标准时即为引出声反射,此标准通常设定为 0.03mL。当偏移量达到设定标准即引出声反射后,进一步增大刺激强度,偏移量会随之增大(图 4-2-2),且声反射通常具有可重复性。这两项条件可用于判断声反射的可靠性。在判断是否引出反射时,除需判断偏移量大小外,还需观察其图形形态。

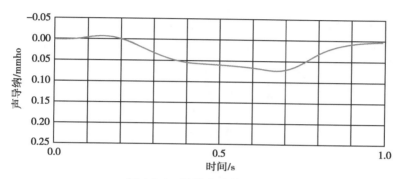

图 4-2-1　正常声反射结果图

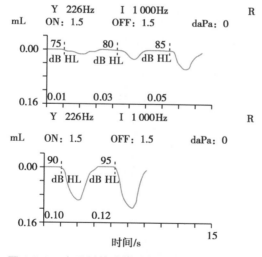

声反射测试

图 4-2-2　声反射偏移量随刺激强度增大而增大

2. 镫骨肌声反射阈测试流程　声反射阈即能够引出声反射的最小声音强度。测试过程可遵循如下步骤(图 4-2-3)。

(1)将探头放入指示耳(要求与鼓室图测试相同),在另一耳放入对侧刺激耳机。

(2)首先进行 226Hz 探测音鼓室图测试,获得鼓室图峰压,声反射测试需在鼓室图峰压位置进行。

(3)选择起始刺激声为频率 500Hz、强度 70~80dB HL,"同侧"声反射刺激模式,按下"开始"按钮,为外耳道加压(压力为该耳的鼓室图峰压)。

（4）按下"刺激"按钮，给出刺激声，观察刺激声引出的图形。

（5）判断刺激声是否引出声反射，以 5dB 为步距增大或减低给声强度，直到测得声反射阈或达到最大刺激强度。当最大刺激强度仍然不能引出声反射时应记录为"无反应"。

（6）完成某一频率同侧声反射测试后选择"对侧"声反射测试选项，进行对侧声反射测试。同一频率同、对侧声反射测试完成后换其他频率测试（测试频率为500Hz、1 000Hz、2 000Hz、4 000Hz），直到完成所有频率测试。如对侧刺激系统采用压耳式耳机，应注意避免发生外耳道塌陷（其预防及鉴别方法见第二章）。

（7）在声反射测试中，如果发生探头密闭不严出现漏气现象，压力泵将停止工作，测试自动停止。需更换探头耳塞，重新放置探头密闭外耳道，要求同鼓室图测试。

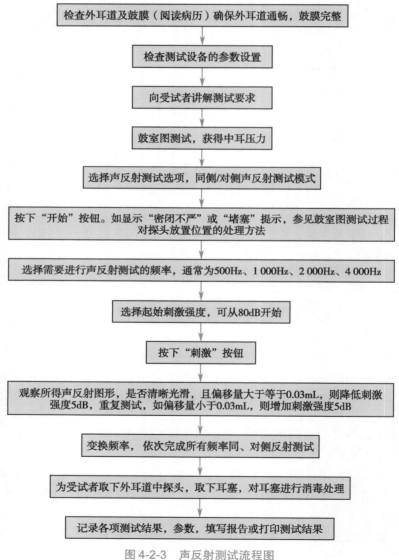

图 4-2-3 声反射测试流程图

3. 伪迹的判断及处理 在测试过程中,受试者出现咳嗽、吞咽、讲话,甚至轻微身体晃动,均对测试结果造成影响。因此在判断声反射结果真伪时,需结合反射图形形态、重复性以及偏移量能否随强度增大而增大,三者缺一不可,图 4-2-4 所示为声反射伪迹。当结果存在疑问时应该重复测试,查看探头是否堵塞以及进行耦合腔校准。

有的声反射设备具有自动判断反射的功能,测试者在使用时应监督测试过程,以免出现差错。

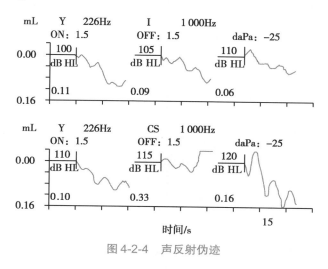

图 4-2-4 声反射伪迹

【测试结果分析】

测试结束后测试者需填写测试报告(图 4-2-5),记录各频率同、对侧声反射阈值或直接打印测试结果图。如在测试过程中存在特殊情况需在备注中加以说明。

二、镫骨肌声反射

探测耳		声反射阈/dB HL				声反射衰减
		500Hz	1 000Hz	2 000Hz	4 000Hz	
右耳(R)	同侧					
	对侧					
左耳(L)	同侧					
	对侧					

备注:

图 4-2-5 声反射阈测试报告单

听力正常的成人以纯音作为刺激声引出声反射的正常强度范围为 70～90dB HL,平均值为 85dB HL。同侧声反射阈通常为纯音听阈上 70～80dB HL,对侧较同侧反射阈略高。4 000Hz 声反射阈在正常听力人群中存在较大差异,一些正常听力青年成人也会出现反射阈升高的现象,因此临床诊断意义欠佳。

下面是几种临床中常见的声反射测试结果组合。

1. 正常听力 / 正常中耳功能 当受试者听力正常且中耳功能正常时，双耳的同侧声反射和对侧声反射均在正常范围内。

例 1 所示为正常听力 / 正常中耳功能病例（表 4-2-1）。

表 4-2-1 正常听力 / 正常中耳功能者的镫骨肌声反射测试结果示例

探测耳		声反射阈 /dB HL			
		500Hz	1 000Hz	2 000Hz	4 000Hz
右耳	同侧	85	85	85	85
	对侧	90	90	90	90
左耳	同侧	80	85	85	85
	对侧	90	90	90	90

2. 传导性听力损失 当探测耳存在中耳病变，指示耳同、对侧声反射通常会消失（当病变轻微时也可出现阈值升高现象）。

例 2 所示为右侧听力正常、左侧轻度传导性听力损失病例。本例中右耳对侧声反射阈升高是由于左侧存在较轻度传导性听力损失。当左耳作为刺激耳时感受到的声强减小（表 4-2-2）。

表 4-2-2 右侧听力正常、左侧轻度传导性听力损失病例的镫骨肌声反射测试结果示例

探测耳		声反射阈 /dB HL			
		500Hz	1 000Hz	2 000Hz	4 000Hz
右耳	同侧	85	85	85	85
	对侧	105	100	105	110
左耳	同侧	NR	NR	NR	NR
	对侧	NR	NR	NR	NR

例 3 所示为右侧听力正常，左侧中度传导性听力损失病例。本例中右耳对侧声反射消失，是由于左侧存在中度至以上传导性损失。在进行右耳对侧声反射测试时，左耳作为刺激耳不能接收到足够强的声音刺激（表 4-2-3）。

表 4-2-3 右侧听力正常，左侧中度传导性听力损失病例的镫骨肌声反射测试结果示例

探测耳		声反射阈 /dB HL			
		500Hz	1 000Hz	2 000Hz	4 000Hz
右耳	同侧	85	85	85	85
	对侧	NR	NR	NR	NR
左耳	同侧	NR	NR	NR	NR
	对侧	NR	NR	NR	NR

3. 蜗性听力损失 当存在蜗性听力损失时,声反射阈与纯音听阈差值减小。

例 4 所示为双侧轻 - 中度感音性听力损失病例。本例中虽然双耳均存在轻度至中度蜗性听力损失,但声反射阈与正常听力声反射阈相近(表 4-2-4)。

表 4-2-4 双侧轻 - 中度感音性听力损失病例的镫骨肌声反射测试结果示例

探测耳		声反射阈 /dB HL			
		500Hz	1 000Hz	2 000Hz	4 000Hz
右耳	同侧	85	85	85	100
	对侧	90	90	90	NR
左耳	同侧	80	85	85	100
	对侧	90	90	90	NR

例 5 所示为右侧听力正常、左侧极重度蜗性听力损失病例。本例中由于左侧存在极重度蜗性听力损失,以左耳作为刺激耳的所有声反射均消失,如左侧蜗性听力损失介于极重度至中度之间时,相应频率位置可出现声反射阈升高的现象(表 4-2-5)。

表 4-2-5 右侧听力正常、左侧极重度蜗性听力损失病例的镫骨肌声反射测试结果示例

探测耳		声反射阈 /dB HL			
		500Hz	1 000Hz	2 000Hz	4 000Hz
右耳	同侧	85	85	85	95
	对侧	NR	NR	NR	NR
左耳	同侧	NR	NR	NR	NR
	对侧	90	90	90	95

4. 蜗后性听力损失 当存在蜗后性听力损失时,以该耳作为刺激耳的声反射通常会消失,如病变耳听力正常或接近正常时,也可出现声反射阈值升高现象。

例 6 所示为左耳存在蜗后病变但听力正常、右侧听力正常病例(表 4-2-6)。

表 4-2-6 左侧存在蜗后病变但听力正常、右侧听力正常病例的镫骨肌声反射测试结果示例

探测耳		声反射阈 /dB HL			
		500Hz	1 000Hz	2 000Hz	4 000Hz
右耳	同侧	85	85	85	95
	对侧	105	110	NR	NR
左耳	同侧	110	NR	NR	NR
	对侧	90	90	90	95

例 7 所示为左耳存在蜗后病变和轻度听力损失、右侧听力正常病例（表 4-2-7）。

表 4-2-7 左侧存在蜗后病变和轻度听力损失、右侧听力正常病例的镫骨肌声反射测试结果示例

探测耳		声反射阈 /dB HL			
		500Hz	1 000Hz	2 000Hz	4 000Hz
右耳	同侧	85	85	85	95
	对侧	NR	NR	NR	NR
左耳	同侧	NR	NR	NR	NR
	对侧	90	90	90	95

5. 面神经病变 由于面神经镫骨肌支为声反射的传出神经，因此当面神经存在病变时，以该耳为指示耳的所有声反射消失。

例 8 所示为左侧贝尔面瘫、双侧听力正常病例（表 4-2-8）。

表 4-2-8 左侧贝尔面瘫、双侧听力正常病例的镫骨肌声反射测试结果示例

探测耳		声反射阈 /dB HL			
		500Hz	1 000Hz	2 000Hz	4 000Hz
右耳	同侧	85	85	85	85
	对侧	85	85	85	90
左耳	同侧	NR	NR	NR	NR
	对侧	NR	NR	NR	NR

【注意事项】

1. 预防感染 在声反射测试中，耳塞的清洁要求与鼓室图测试相同，应特别注意消毒处理，预防院内感染。

2. 控制刺激声强度 声反射测试中所使用刺激声通常较大，可能引起受试者不适甚至耳鸣，因此在测试过程中应注意观察受试者情况。当刺激声强度超过 105dB HL 时应谨慎。

（陈 静）

第五章

诱发性耳声发射测试

耳声发射（otoacoustic emission，OAE）是一种产生于耳蜗外毛细胞，经听骨链及鼓膜传导释放入外耳道的音频能量。自 1978 年发现耳声发射现象以来，它作为一种客观、无创且敏感的听力学检测技术以及实验室研究手段被日益关注。目前已经被广泛应用在听觉机制研究、听力筛查、婴幼儿客观听功能评估、动态听力学监测、听觉系统疾病的诊断与鉴别诊断等诸多领域。根据其是否由外界刺激所诱发可将耳声发射分为诱发性耳声发射（evoked otoacoustic emission，EOAE）和自发性耳声发射（spontaneous otoacoustic emission，SOAE）两种，其中诱发性耳声发射根据刺激声性质不同又可以分为瞬态声诱发耳声发射（transiently evoked otoacoustic emission，TEOAE）、畸变产物耳声发射（distortion evoked otoacoustic emission，DPOAE）、刺激频率耳声发射（stimulus frequency evoked otoacoustic emission，SFOAE）和电诱发耳声发射（electrically evoked otoacoustic emission，EEOAE）。本章将着重介绍临床中最为常用的两种诱发性耳声发射测试操作方法。

第一节 畸变产物耳声发射

畸变产物耳声发射是耳蜗同时受到两个具有一定频率比关系的初始纯音刺激时，由于基底膜的非线性调制作用而产生的一系列畸变信号，经听骨链和鼓膜传导，释放入外耳道内的音频能量。DPOAE 信号出现在与两个刺激声有关的固定频率（以 f_1 和 f_2 表示两个刺激声的频率）上，遵循 $nf_1 \pm mf_2$（m、n 为整数）的公式，以 $2f_1-f_2$ 处的反应幅值最大。DPOAE 具有良好的频率特性，可在相对广泛的频率区域上产生（500～8 000Hz），据此可以做出 DP 图（DP-gram）以显示耳蜗全频听功能状况。

【测试环境】

1. 测试房间 符合国家标准的隔声室是最优测试环境，但是耳声发射测试对环境要求并非十分苛刻，在背景噪声强度低于 45dB（A）的安静房间中亦可进行。

2. 测试设备 测试设备为诊断型耳声发射测试仪（图 5-1-1）。目前已有多款商品化的设备在临床中使用，其设计思想均为具有信号采集、分析和处理功能的计算机系统，其硬件组成部分均包括信号发生器、声探头、滤波器或放大器以及数字信号处理系统等组成。

3. 测试用耗材 一次性或可消毒耳塞、75% 医用酒精等。

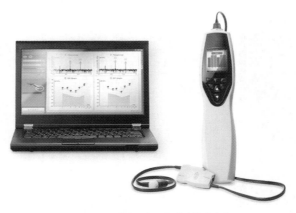

图 5-1-1 诊断型耳声发射测试仪

【测试前准备】

1. 仪器准备 测试设备准备包括日常检测和定期检测两部分：①日常检测是指在每日进行耳声发射检测前，测试人员需检测耳声发射测试仪导线是否连接紧密、声探头是否正常工作，并使用设备自带程序进行声探头校准；②定期检测是指按照设备提示要求返厂进行声学元器件校准。

2. 人员准备 人员准备包括测试者准备和受试者准备两部分：①测试者需熟练掌握测试方法，清楚讲解测试要求，并正确放置声探头；②受试者则需保持全身放松的安静状态，测试过程中减少吞咽，尽量避开感冒、鼻塞、肺炎等可能影响中耳功能的疾病状态。

3. 外耳道的清洁与处理 进行耳声发射测试前应对外耳道进行检查，有耵聍者应先前往耳鼻咽喉科医生处进行处理，外耳道存在炎症时应对使用后的海绵头进行特殊消毒处理或选择炎症消失后再行检查。

【测试参数】

畸变产物耳声发射使用两个频率不同的纯音作为刺激声，两个初始刺激声的频率比在 1.1～1.3 之间，以 1.22 为最佳。两个初始刺激声的强度相同或固定一个差值，临床上较为常用的参数有 65/55dB SPL、65/50dB SPL 以及 70/70dB SPL 三种。

【数据采集】

1. 询问病史 除询问患者耳聋相关病史（详见第二章），还需特别注意受试者是否存在影响中耳功能状态的疾病或症状。

2. 讲解测试要求 待受试者坐好后，向其讲解测试要求，如"这是一项客观测试，在测试过程中您将听到一系列粗细不同的声音，但不需要您对此声音做出任何反应，请您在测试过程中放松坐好，保持安静，减少吞咽"（图 5-1-2）。

3. 观察并清洁外耳道 向后上方牵拉耳郭，估计外耳道直径，检查外耳道是否通畅，必要时可进行电耳镜检查（图 5-1-3）。如果外耳道有少量耵聍，可使用消毒棉签扫出。如果外耳道耵聍较多或者所在位置较深，建议转诊耳鼻咽喉科取出后再行耳声发射检查。

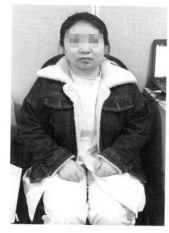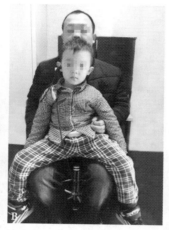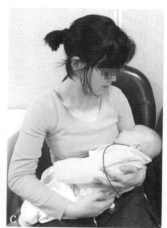

图 5-1-2　受试者坐姿示意图

A. 成人受试者；B. 大龄儿童受试者；C. 婴儿受试者。

讲解测试要求

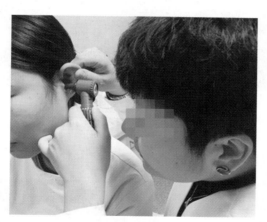

图 5-1-3　使用电耳镜行外耳道检查

4. 录入受试者信息、选择测试项目　打开测试系统中的"新建病人"页面，录入受试者信息，各实验室可根据需要录入内容，建议至少录入受试者姓名、性别、出生日期、年龄等项目，以避免同名受试者信息混淆。完成信息录入后，选择 DPOAE 测试页面，准备开始正式测试。

5. 放置声探头　根据受试者外耳道大小选择适合的一次性或可消毒耳塞（图 5-1-4），轻轻将耳郭向后上方牵拉将探头旋转插于外耳道（图 5-1-5），当声探头在不借助外力时便可以密闭于外耳道内就是最佳的放置状态（图 5-1-6）。

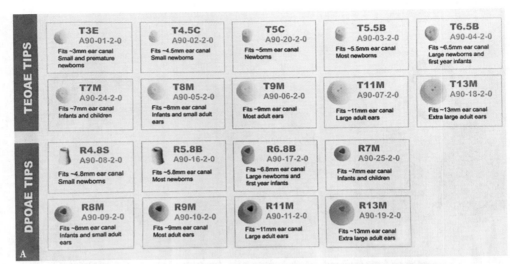

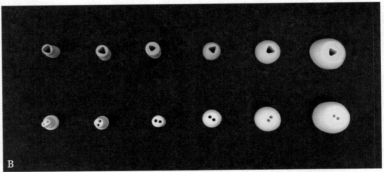

图 5-1-4 耳声发射测试耳塞

A. 耳塞型号示意图；B. 不同型号耳塞实物图（上方为 DPOAE 耳塞，下方为 TPOAE 耳塞）。

探头放置方法

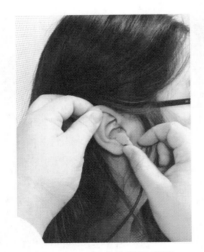

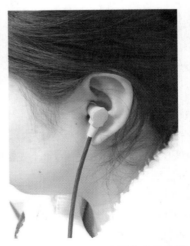

图 5-1-5 探头放置示意图　　图 5-1-6 探头最佳放置状态示意图

6. 刺激声校准 声探头放置好后进行探头校准,参考刺激声波形窗口波形图来调节探头位置,直至达到刺激声示意灯显示绿色时,即达到测试要求(图 5-1-7)。

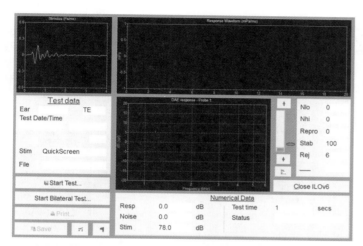

刺激声校准

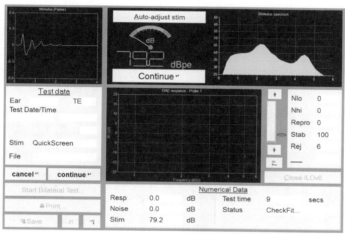

图 5-1-7 刺激声校准界面

7. 正式测试 点击开始按钮进行数据采集(图 5-1-8)。在测试过程中受试者需保持安静。测试过程中如本底噪声较大或受试者状态不佳,应重新测试。一耳测试完成后,取出探头并对探头进行检查,如有耵聍或分泌物堵塞探头时应予以及时清洁,然后以相同方法测试对侧耳。测试流程见图 5-1-9。双耳测试完成后,填写耳声发射报告并对结果进行简要解释。

【测试结果分析】
由于各实验室选用的测试设备和测试参数不同,DPOAE 信号的检出标准有所不同,至少应满足反应幅值超出本底噪声 3dB 以上这一条件。图 5-1-10 为 DPOAE 典型图形。

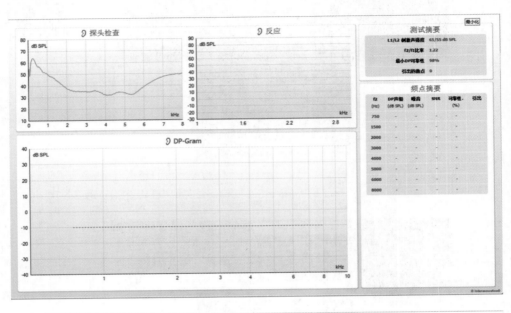

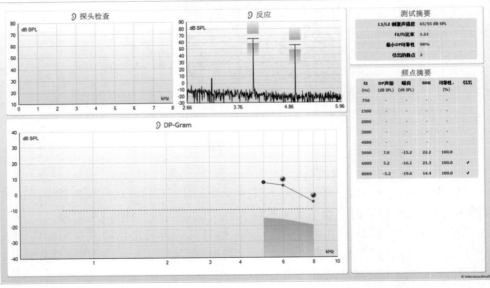

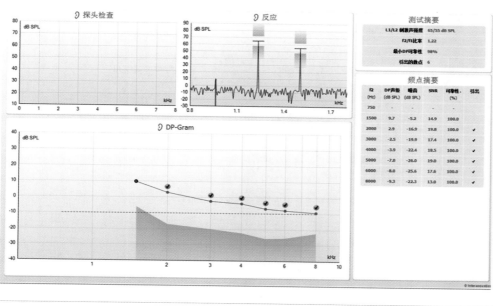

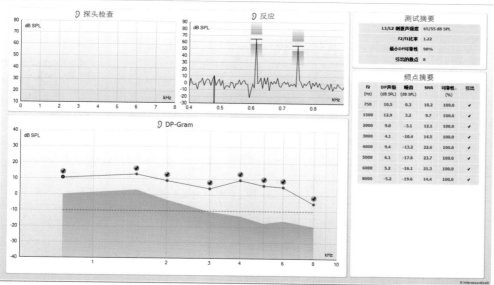

图 5-1-8　DPOAE 数据采集过程图

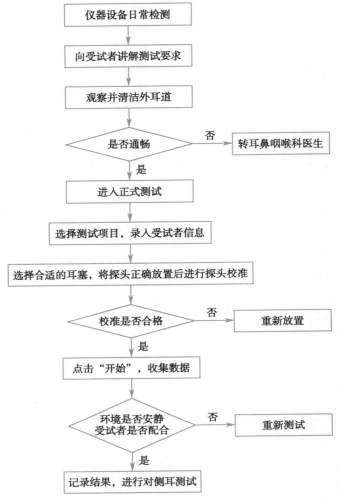

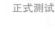

正式测试

图 5-1-9　OAE 测试流程图

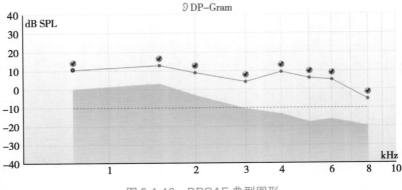

图 5-1-10　DPOAE 典型图形

【注意事项】

1. 环境影响因素　由于耳声发射信号非常微弱，常被淹没在背景噪声和刺激伪迹中而难以获取，因此安静的测试环境是有效提取耳声发射信号的必要前提。符合国家标准的隔声室为最佳测试环境，若无法满足该条件则应在本底噪声强度低于 45dB（A）的安静房间内进行测试，同时远离大型医疗设备、空调、风扇或通风机出风口、走廊、电梯间等嘈杂环境，测试过程中避免手机铃声、谈话声等噪声干扰。

2. 设备影响因素　声探头是耳声发射测试仪中最重要、最精密的组成部分，在使用过程中要予以爱护。取用探头时应轻拿轻放、避免碰撞。测试前应清洁外耳道，减少异物进入声探头的情况。若声探头内发现异物，应使用专用的清洁丝沿一个方向剔除异物，不可双向拉动以免将异物带入声探头深部，切忌用手指弹击探头。

3. 人员影响因素　熟练掌握操作方法，其中声探头的选择与放置手法尤为重要。首先要选择与外耳道直径匹配的耳塞，再将耳塞与声探头体紧密连接，向外上牵拉耳郭后将探头置于外耳道内。声探头放好后导线应保持松弛状态，以免在测试过程中移位或脱出。正确放置探头可有效避免声信号畸变、减少额外噪声，从而缩短测试时间，确保测试的可靠性和准确度（图 5-1-11）。探头放置的最佳状态是在无外力支撑的条件下，探头可保持稳定插入并密闭于外耳道（见图 5-1-6）。

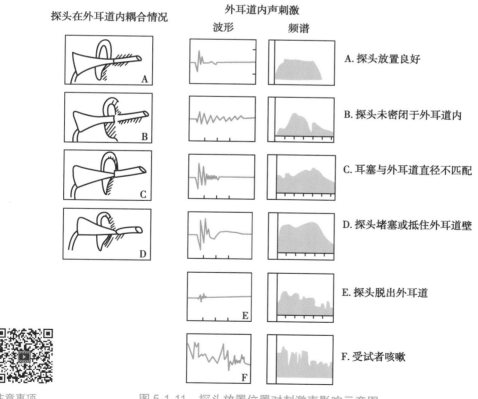

图 5-1-11　探头放置位置对刺激声影响示意图

4. 医院感染的防控　控制医院感染亦是耳声发射中应予以关注的问题。建议每日测试开始前或结束后对测试环境进行消毒。接触每个受试者前测试人员应进行手部消毒。在测试中尽量使用一次性耳塞，如不能满足该条件，也应确保一人一塞或者一耳一塞，并于每日测试结束后对耳塞进行集中清洁、消毒。对于外耳道炎症患者或者其他传染性疾病患者应尽可能使用一次性耳塞，或严格遵守消毒要求进行耳塞消毒。

（亓贝尔）

第二节　瞬态声诱发耳声发射

瞬态声诱发耳声发射是在短时程声刺激（短声或短音）后 4～15ms 记录到的散频声反应。

【测试环境】

详见本章第一节。

【测试前准备】

详见本章第一节。

【测试参数】

瞬态声诱发耳声发射多以脉冲宽度 80～100μs 的短声（以 80μs 为常用）作为刺激声，以"3＋1"的非线性给声方式（即由 3 个一倍强度的正向短声和 1 个三倍强度的负向短声组成一个刺激序列）进行刺激（图 5-2-1），刺激声强度采用 80dB peSPL（范围 60～90dB peSPL），扫描时间 20ms，扫描延时 2.5～5ms。叠加次数各设备间略有不同，多在 2 000 次左右。

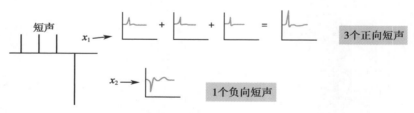

图 5-2-1　"3＋1"的非线性给声方式示意图

【数据采集】

1. 询问病史、讲解测试要求、观察并清洁外耳道　相关内容详见本章第一节。

2. 录入受试者信息，选择测试项目　打开测试系统，录入受试者信息，各实验室可根据需要录入内容，建议至少录入受试者姓名、性别、出生日期、年龄等项目，以避免同名受试者信息混淆。完成信息录入后，选择 TEOAE 测试页面，点击开始按钮进行数据采集（图 5-2-2）。一耳测试完成后以相同方法测试对侧耳。双耳测试完成后，填写耳声发射报告并对结果进行简要解释。

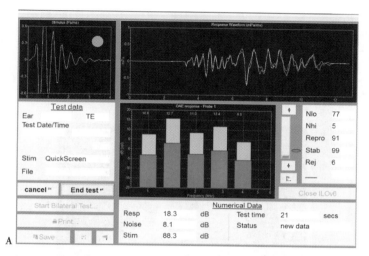

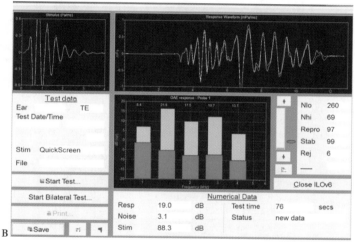

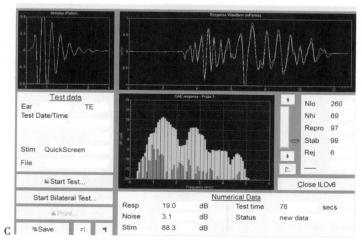

图 5-2-2　TEOAE 数据采集过程图

A. TEOAE 测试过程中; B 和 C. TEOAE 测试完成。

3. 放置声探头、刺激声校准、正式测试　相关内容详见本章第一节。

【测试结果分析】

TEOAE 典型图形如图 5-2-3 所示。可靠的 TEOAE 信号应包括三个显著性特征：①波形的可重复性；②高强度刺激时的非线性饱和；③反应出现于特定的频率范围，并有频率离散现象。

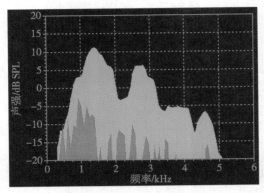

图 5-2-3　TEOAE 典型图

由于各实验室选用的测试设备和测试参数不同，建议每个实验室建立自己的正常值范围。笔者所在实验室采用的 TEOAE 检出标准为：①信号重复率≥50%；②总反应能量≥5dB SPL；③3 个以上分析频率信噪比≥3dB（图 5-2-4）。

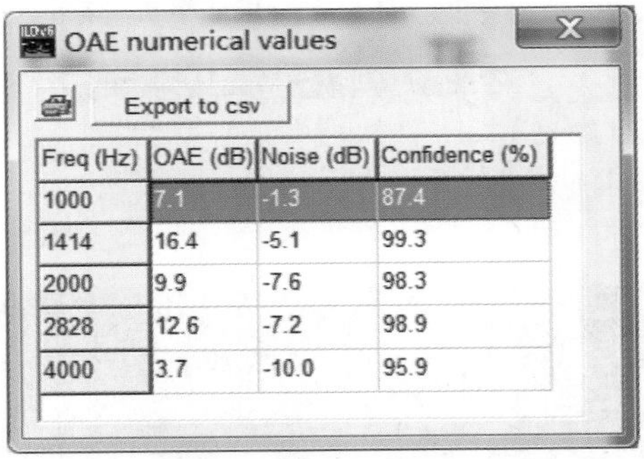

Freq (Hz)	OAE (dB)	Noise (dB)	Confidence (%)
1000	7.1	-1.3	87.4
1414	16.4	-5.1	99.3
2000	9.9	-7.6	98.3
2828	12.6	-7.2	98.9
4000	3.7	-10.0	95.9

图 5-2-4　TEOAE 信号分析界面

【注意事项】

详见本章第一节。

（亓贝尔）

第六章 听觉诱发电位测试

听觉诱发电位（auditory evoked potential，AEP）是指声刺激引起的外周和（或）中枢听觉系统的生物电反应。听觉诱发电位可作为一项听力客观检查方法，如用于听力筛查和听阈评估，也可用于听觉神经传导通路病变的定位诊断，如对于传导性、感音性和蜗后性听力损失的区分，以及脑干或中枢神经系统病变的诊断。AEP 还被广泛应用于耳科或神经科相关手术的术中监测，通过观察手术过程中 AEP 相关指标的变化，可动态评估听觉系统的功能。

本章介绍的听觉诱发电位操作，包括耳蜗电图（electrocochleogram，ECochG）、听性脑干反应（auditory brainstem response，ABR）和听性稳态反应（auditory steady-state response，ASSR）等。

第一节　耳蜗电图检查

临床上，耳蜗电图（electrocochleogram，ECochG）主要包括三个成分：耳蜗微音电位（cochlear microphonic potential，CM）、总和电位（summating potential，SP）、听神经复合动作电位（compound action potential，CAP）。

【测试环境】

1. 测试房间　测试应该在符合标准听力测试要求的隔声屏蔽室中进行。测试环境声压级应满足 GB/T 16296.1 和 GB/T 16296.2 的规定。屏蔽铜网开孔密度应在 20 目以上，并单独安装良好可靠的接地线。隔声屏蔽室应远离电机和电梯等设备，以降低电磁干扰。隔声屏蔽室内的温度和灯光要适宜，让患者感觉舒适。隔声屏蔽室可以为同室和分室。同室即测试者和受试患者在同一个房间，分室即测试者和受试者分别在不同的房间。测试者在测试过程中应可对受试者进行视听监控，经过观察窗和监听耳机了解受试者的情况和给声情况。

2. 测试设备　耳蜗电图的测试设备为听觉诱发电位仪（图 6-1-1），包含了刺激和同步记录功能。可使用的换能器包括头戴式耳机、插入式耳机、骨振器和扬声器。测试用耗材包括银盘电极或一次性贴片电极（参考电极）、棉块、95% 医用乙醇、摩擦膏和导电膏。耳蜗电图的记录电极下文详述。

此外，与 ABR 测试一样，耳蜗电图检查需要患者在卧位安静条件甚至睡眠状态下测试，因此需准备诊疗床。

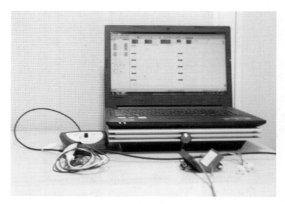

图 6-1-1 听觉诱发电位仪

3. 耳蜗电图的记录电极 目前临床常用耳蜗电图记录电极主要有 3 种，即经鼓膜电极、鼓膜电极和外耳道金箔电极。这三种电极相比记录其他诱发电位的耳外皮肤表面电极，具有接触阻抗低、距离波形发生源近的优点。

（1）经鼓膜电极（transtympanic，TT）：此类电极均需穿过鼓膜后下象限刺入鼓室，电极尖部抵住鼓岬进行记录（图 6-1-2）。国外有商品化的 ECochG 专用针电极，经 75% 医用乙醇浸泡或高压消毒后重复使用。经鼓膜电极电极的优点是记录位置距波形发生源最近，波形幅度大。缺点是有创，故对于儿童受试者需谨慎使用。

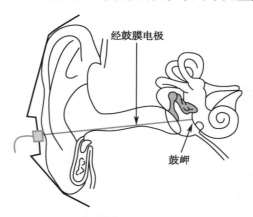

图 6-1-2 经鼓膜电极放置位置示意图

（2）鼓膜电极（tymtrode，TM）：TM 是无创的电极，记录时其电极尖部置于鼓膜表面后下象限。TM 的尖端可以是银球状，由绝缘银丝烧制成形，也可以是涂有导电膏的回形电极丝（图 6-1-3）。测试之前，使用膝状镊将 TM 送至鼓环处，使其尖端与鼓膜紧密接触。

（3）外耳道金箔电极（tiptrode）：外耳道金箔电极可避免上述两种电极可能带给受试者的不适感。外耳道金箔电极的记录功能部分是与插入式耳机海绵耳塞贴合在一起的金箔片（图 6-1-4），金箔通过单独导联线与前置放大器输入端相接。这种电极的优点是使用方便且患者舒适度良好，只需正常放置插入式耳机即可，脱脂操作也很简便。这种电极的缺点是记录到的波形幅度相对较低，分化较差。

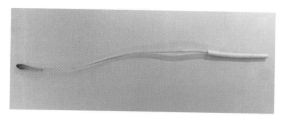

图 6-1-3　鼓膜电极

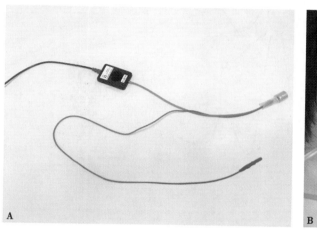
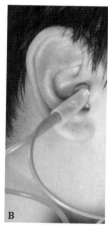

图 6-1-4　外耳道金箔电极

A. 金箔电极展示图；B. 金箔电极插入外耳道后所见。

（4）记录电极类型对耳蜗电图波形的影响：耳蜗电图属于近场记录，电极放置的位置对波形的影响很大。同样测试参数下，经鼓膜电极记录到的 CAP 幅值最大，鼓膜电极次之，外耳道金箔电极记录的幅值最低（图 6-1-5）。据文献报道，经鼓膜电极记录的 CAP 阈值平均比从外耳道金箔电极记录的低 17.6dB，但二者反应规律基本一样。经鼓膜电极可在主观听阈之上 10dB 以内检出 CAP 反应阈。因此对于怀疑患听神经瘤者，当鼓膜电极和外耳道金箔电极记录不到 CAP 时，建议改用经鼓膜电极记录。

【测试前准备】

1. 检查测试设备　进行耳蜗电图测试之前，测试人员需要对听觉诱发电位仪、换能器、导联线等部件进行主观检查，确保仪器设备工作正常。

2. 讲解测试要求　在行耳蜗电图检查前，应先向成人受试者或儿童受试者的监护人说明测试的目的和意义。一方面，让受试者了解放置记录电极可能会引起耳部不适，但该电极并非用于施加电刺激，而是记录由声音引起的人体正常的电活动，放置电极引起的不适也是一过性的，打消受试者不必要的顾虑。另一方面，嘱受试者测试期间安静躺在检查床上，保持全身放松，保持安静，不需对测试中给出的声音做出任何反应。

讲解测试要求

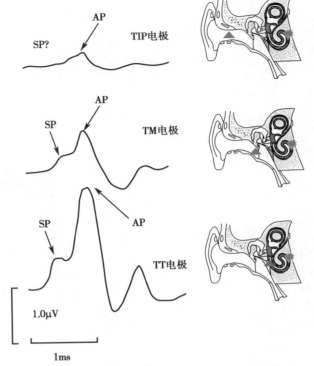

图 6-1-5　记录电极类型对耳蜗电图波形的影响

3. 镇静药物服用　婴幼儿进行耳蜗电图检查需服用镇静药物,保持在睡眠状态进行测试。给药方式可分为口服、肌肉注射和灌肠。用药安全注意事项如下。

(1)镇静药物(如水合氯醛)口服味道苦涩难喝,儿童有可能哭闹,甚至拒绝喝药,请家长耐心安抚。

(2)镇静药物在体内代谢时间一般为24h,因此检查完成且受试儿童清醒后嘱其不要立刻独立走动,以防摔伤。

(3)极少数儿童可出现不良反应,可咨询儿科医生。

4. 脱脂处理和放置记录电极　如果用针形经鼓膜电极,则更必须严格消毒。必要时可在全身麻醉下进行。测试室中应有吸痰、输氧等急救设备。受试者应舒适躺在检查床上,垫枕以放松颈部和肩部肌肉。此操作可由耳科医生在显微镜下完成。

使用 TM 记录时,电极的放置及鼓膜脱脂也最好由耳科医生完成。将受试者的外耳道向后外上方牵拉,看清鼓膜光锥,使用卷棉子蘸取 95% 医用乙醇或乙醚,轻轻擦拭鼓膜前下象限和鼓环位置使之充分脱脂。嘱受试者有不适感觉时可示意检查者,但切忌突然晃动头部。

使用外耳道金箔电极前脱脂较为简单,使用 95% 医用乙醇或乙醚直接擦拭耳塞放置处的外耳道皮肤即可。可由检查人员操作。

参考电极放置处的皮肤也需脱脂处理。用棉块蘸取 95% 医用乙醇,并涂抹少许摩擦膏,对皮肤进行脱脂处理,以降低皮肤阻抗,低于 5kΩ,并尽量降低极间阻抗。

5. 电极导联　耳蜗电图测试因其为单侧反应,故使用单通道导联。非反转电极即为置于耳道以内的记录电极,反转电极(参考电极)可置于同侧乳突或耳垂,也可置于对侧乳突或耳垂,鼻根部接地(图 6-1-6)。

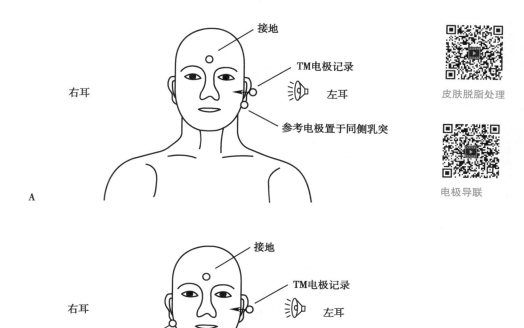

皮肤脱脂处理

电极导联

图 6-1-6　耳蜗电图电极导联方式(以左耳为例)
A. 参考电极置于同侧乳突;B. 参考电极置于对侧乳突。

【测试参数】

1. 换能器选择　除小耳畸形患者,通常使用插入式耳机对受试者进行气导测试。插入式耳机较头戴式耳机的优点是引入的刺激伪迹较容易排除。少有以扬声器作为耳蜗电图检查换能器的报道。

2. 刺激声设置

(1)刺激声类型:可使用的刺激声类型包括短声、短纯音(tone burst)、短音(tone pip)等。临床常用的刺激声信号为短声(click)。

(2)刺激声强度:刺激声强度通常选择 80dB nHL,如此强度未记录到清晰的 SP 和 AP,需选择更高的刺激强度如 90~100dB nHL。典型耳蜗电图波形随刺激强度变化情况如图 6-1-7 所示。

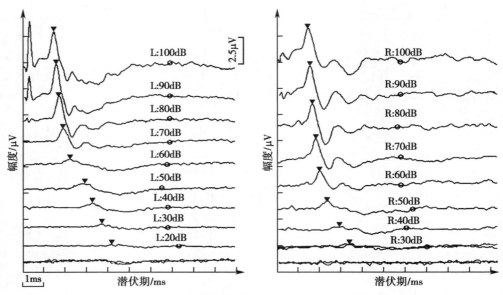

图 6-1-7　典型耳蜗电图波形随刺激强度变化情况（强度 /dB nHL）

（3）刺激声极性：刺激声极性可设置为疏波、密波或交替波。记录 SP 和 AP 通常采用交变极性信号。记录 CM 时通常采用单极性信号。CM 是感受器电位，单极信号的极性决定 CM 的极性。SP 是直流电位，AP 是动作电位，二者受刺激信号极性变化影响较小。尽管疏波引出的 AP 潜伏期短于密波，并且交变极性信号引出的 AP 幅度会因叠加而受到一定削弱，但总体而言极性对 AP 的波形影响不大（图 6-1-8）。

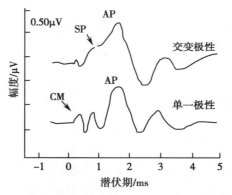

图 6-1-8　刺激声极性对耳蜗电图各波波形的影响
上曲线为使用交变极性信号记录 SP 和 AP；下曲线为使用
单一极性信号记录 CM，单极信号的极性决定 CM 的极性。

（4）刺激速率：通常刺激速率可设定在 20～40 次 /s。引导记录 SP 和 CM 时受刺激速率影响不大，而 CAP 幅度和潜伏期受刺激速率影响明显。由于耳蜗水平的同步化降低以及突触的适应现象，刺激速率越高，CAP 的波形分化越差，幅度越低（图 6-1-9）。可利用此现象鉴别耳蜗电图中的 SP 成分。

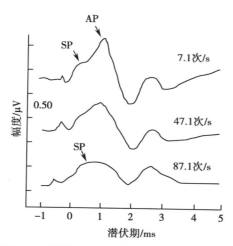

图 6-1-9　刺激速率对耳蜗电图各波波形的影响

3. 记录参数设置

（1）放大器增益：通常设置为 100k。

（2）滤波器设置：高通滤波截止频率设置为 10～30Hz，低通滤波截止频率设置为 1 500～3 000Hz。滤波器的调整也会对耳蜗电图的波形辨别造成影响。通常而言，滤波范围过宽会导致干扰信号的介入，造成波形辨识困难，而范围设置过窄会造成有效信号的丢失，影响波形的判断。特别是在记录有频率特异性的 CM 时，滤波器范围一定应覆盖刺激信号频率。

（3）叠加次数：至少叠加 1 000 次，并根据记录波形的信噪比进行调整，有时需要 2 000～3 000 次。

（4）记录时窗设置：通常设置为 5～10ms。

【数据采集】

1. 获取反应波形　首先采用 80dB nHL 的刺激声强度进行记录，如果该强度记录波形不佳，可逐步提高刺激强度，通常听觉诱发电位仪能提供的短声最高刺激强度为 100dB nHL。每一刺激强度需进行重复测试，以验证波形的稳定性。由于耳蜗电图是单耳效应，故不需要进行掩蔽。测试流程图步骤如图 6-1-10。

2. 波形标定和幅度测量

（1）波形标定：耳蜗电图的 SP 和 AP 波形标定方式如图 6-1-11 所示。

（2）幅度的测量：在幅度的测量中，一般选用各波的波峰到基线方式进行。对于耳蜗电图测试，由于幅度是重点关注的指标，因此基线的确定尤为重要。当波形漂移不显著时，基线应从 0ms 处波形与纵轴（幅度轴）的交点做平行于横轴（时间轴）的平行线予以确定。幅度测量方式见图 6-1-11。

（3）潜伏期的测量：在 AP 潜伏期的测量中，起点为刺激声的给声时刻，终点为对应波形峰值的出现时刻，即峰潜伏期。AP 潜伏期的测量方式见图 6-1-11。

（4）CM 的记录和分析：通过耳蜗电图测试进行耳蜗微音电位的记录和分析将在本章第三节中详述。

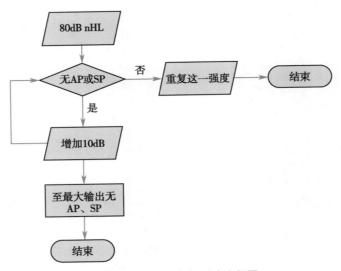

图 6-1-10　耳蜗电图测试流程图

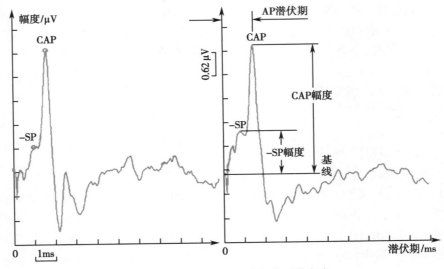

图 6-1-11　耳蜗电图各波幅度测量方式

【测试结果分析】

1. 结果记录　耳蜗电图测试报告主要包括如下内容(图 6-1-12)。

(1)测试状态:清醒 / 镇静睡眠 / 自然睡眠。

(2)换能器和刺激声:头戴耳机 / 插入耳机,短声 / 短纯音,交替波 / 疏波 / 密波。

(3)−SP 幅度、AP 幅度、潜伏期。

2. 主要分析指标

(1)−SP/AP 幅度比:−SP 幅度和 AP 幅度的测量方法见上文所述。−SP/AP 幅度比正常参考值范围为 <0.4。

临床听力学中心听觉诱发电位测试报告

姓名 _____　性别 _____　年龄 _____　病历号 _____　测试设备 _____

耳蜗电图（EcochG）

　　刺激声：短声（Click）　　　叠加次数：1 024 次

耳别	刺激声强度 /dB nHL	SP潜伏期 /ms	AP潜伏期 /ms	SP/AP /%	对侧耳掩蔽强度 /dB nHL
左（L）					
右（R）					

备注：

测试日期：_____ 年 _____ 月 _____ 日　　　　报告人：_____

图 6-1-12　耳蜗电图报告示例

（2）-SP/AP 面积比：-SP/AP 面积比的一种测量方法如图 6-1-13 所示。将 -SP/AP 面积比与幅度比联合应用，可使膜迷路积水检出率提高至 92% 以上。其正常参考值范围为 <1.92。

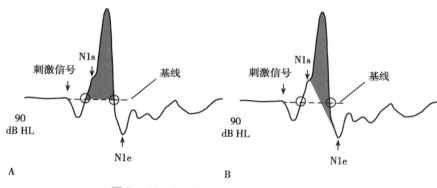

图 6-1-13　SP 面积和 AP 面积的测量方法
A. SP 面积；B. AP 面积。

【注意事项】

1. 放置 TM 的安全注意事项　使用 TM 电极记录耳蜗电图时，首先需要使用 95% 医用乙醇或乙醚对鼓膜进行脱脂，然后用膝状镊将 TM 电极送至外耳道鼓环处，使其尖端与鼓膜紧密接触。由于脱脂和送电极的过程中卷棉子或电极会接触鼓膜附近皮肤，可能使受试者产生疼痛或不适感，因此应在鼓膜脱脂和放置电极前对受试者进行说明并填写知情同意书。操作过程中嘱受试者有不适感觉时可示意检查者，但切忌突然晃动头部。当受试者出现难以耐受的情况时应及时中止操作。此步骤宜由耳鼻咽喉科医师进行操作。

2. 镇静药物使用安全事项　见本节"测试前准备"部分。

（冀　飞）

第二节　听性脑干反应检查

听性脑干反应（auditory brainstem response，ABR）由一系列发生于声刺激后10ms 的波组成，完全记录共 7 个波，通常以罗马数字进行命名，即Ⅰ波、Ⅱ波、Ⅲ波、Ⅳ波、Ⅴ波、Ⅵ波、Ⅶ波，其中主要成分为Ⅰ波～Ⅴ波，又以Ⅰ波、Ⅲ波和Ⅴ波最为明显，记录最可靠。ABR 的记录结果受测试对象的差异、刺激、记录参数等因素的影响。刺激参数包括刺激声的种类、刺激速率、极性、强度等，记录参数包括电极导联方式、放大器增益和滤波器参数的设置。临床上 ABR 的主要记录参数包括潜伏期、阈值和幅度，其中潜伏期又分为绝对潜伏期和相对潜伏期。通过上述记录参数的分析有助于对听觉传导通路的病变进行定位诊断。而在听力评估方面，Ⅴ波的阈值测定通常用于测试对象听阈的评估。

【测试环境】

1. 测试房间　ABR 测试时，隔声屏蔽室要求与本章第一节耳蜗电图测试相同。

2. 测试设备　测试设备为听觉诱发电位仪，包括各种换能器（如头戴式耳机、插入式耳机和骨导耳机）。测试用耗材包括银盘电极或一次性贴片电极、棉块、95% 医用乙醇、摩擦膏和导电膏。此外，ABR 测试需要患者在卧位安静条件甚至睡眠状态下测试，因此需准备诊疗床。

【测试前准备】

1. 检查测试设备　进行听性脑干反应测试之前，测试人员需要对听觉诱发电位仪、换能器等部件进行主观检查，确保仪器设备工作正常。

2. 讲解测试要求　主要针对成人受试者或婴幼儿童受试者的家长进行测试要求讲解。嘱咐受试者安静地躺在检查床上，保持全身放松，保持安静，不需对测试中给出的声音做出任何反应。

3. 镇静药物服用　婴幼儿进行听性脑干反应需服用镇静药物，保持在睡眠状态进行测试。给药方式可分为口服、肌肉注射和灌肠。具体注意事项同本章第一节中镇静药物使用要求。

4. 皮肤脱脂处理　用棉块蘸取 95% 医用乙醇，并涂抹少许摩擦膏，对皮肤进行脱脂处理，以降低皮肤阻抗，低于 5kΩ，并尽量降低极间阻抗（图 6-2-1）。

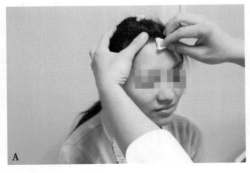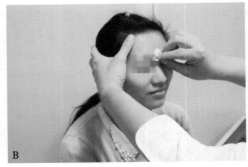

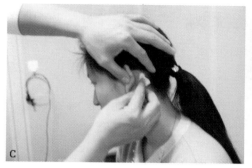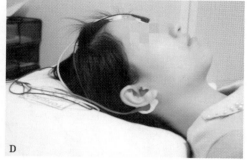

图 6-2-1　听性脑干反应测试中皮肤脱脂处理方式（双通道记录方式）

A. 非反转电极位置皮肤脱脂处理；B. 共用电极位置皮肤脱脂处理；C. 反转电极位置皮肤脱脂处理；D. 电极粘贴位置演示。

5. 电极导联　可采用双通道和单通道两种电极导联模式。对于双通道导联，可用于观察对侧反应波形，非反转电极置于前额上方，反转电极置于同侧乳突或耳垂，共用电极置于前额下方。对于单通道导联，非反转电极置于前额上方，反转电极置于同侧乳突或耳垂，共用电极置于对侧乳突或耳垂（图 6-2-2）。

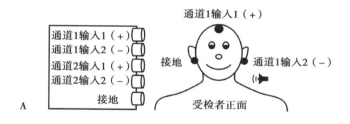

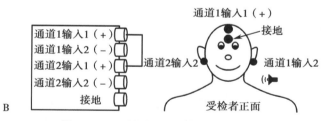

图 6-2-2　听性脑干反应电极导联方式

A. 单通道 ABR（3 电极）；B. 双通道 ABR（4 电极）。

【测试参数】

1. 换能器选择　根据具体测试内容，选择气导或骨导耳机，除非患者存在小耳畸形，否则尽量使用插入式耳机进行气导 ABR 测试。插入式耳机、压耳式耳机和骨导耳机佩戴方式分别如图 6-2-3 所示。

2. 刺激声设置　刺激声可选择短声（click）和短纯音（tone burst）。刺激速率可设定在 20～40 次 /s。刺激声极性可设置为疏波、密波或交替波，在阈值评估应用中，建议设置为交替波。短纯音频率可选择 500Hz、1 000Hz、2 000Hz、4 000Hz。

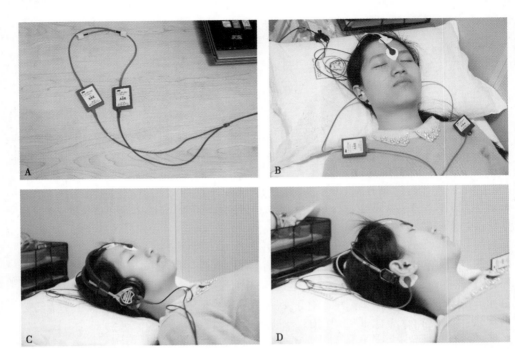

图 6-2-3　插入式耳机、压耳式耳机和骨导耳机佩戴方式

A. 推荐使用的插入式耳机（型号 ER3A）佩戴方式；B. 插入式耳机佩戴方式；C. 压耳式耳机佩戴方式；D. 骨导耳机佩戴方式。

3. 滤波设置　高通滤波截止频率设置为 10～30Hz，低通滤波截止频率设置为 1 500～3 000Hz。

4. 记录时长设置　短声 ABR 记录时长可设置为 10～20ms。500Hz 和 1 000Hz 短纯音，需要设置为 25ms。

5. 叠加次数　至少叠加 1 000 次，并根据记录波形的信噪比进行调整，有时需要 2 000～3 000 次。

换能器选择（插入式耳机）　　换能器选择（压耳式耳机）　　换能器选择（骨导耳机）　　刺激声设置

具体参数设置建议，如表 6-2-1 所示。

表 6-2-1　听性脑干反应参数设置

参数设置	短声，2 000Hz/4 000Hz 短纯音	500Hz/1 000Hz 短纯音
刺激声极性	交替波	交替波
刺激声参数	短声为 100μs，短纯音为 2-1-2 周期或 5- 周期 Blackman	短声为 100μs，短纯音为 2-1-2 周期或 5- 周期 Blackman

续表

参数设置	短声, 2 000Hz/4 000Hz 短纯音	500Hz/1 000Hz 短纯音
刺激速率	19.1～21.1/s	35.1～39.1/s
滤波器设置	高通为 30Hz, 低通为 3 000Hz	高通为 30Hz, 低通为 3 000Hz
开窗时间	20ms	25ms
叠加次数	最少次数: 短声 1 000 次, 短纯音 2 000 次	最少次数: 短声 1 000 次, 短纯音 2 000 次
波形方向	V波向上	V波向上

【数据采集】

1. 获取反应波形

（1）首先采用 80dB nHL 的刺激声强度进行记录,如果该强度记录波形不佳,可逐步提高刺激强度,通常听性诱发电位仪能提供的短声最高刺激强度为 100dB nHL。注意,潜伏期的分析强度通常选择 80dB nHL,但如果此强度未记录到清晰的 I 波、Ⅲ波和 V波,需选择更高的刺激强度。

（2）得到清晰的波形后,可以 10～20dB 的幅度逐渐降低刺激强度,并得到不同强度的波形结果,直到记录到反应阈值,即可记录到 V波的最低刺激强度。

（3）每一刺激强度最好进行重复,以验证波形的稳定性。典型听性脑干反应幅度和潜伏期随刺激强度变化情况如图 6-2-4 所示。此外还可绘制刺激强度 - 潜伏期的输入输出曲线。如采用双通道记录,还可分析对侧记录波形的特点。

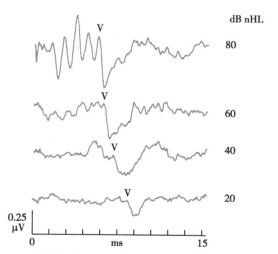

刺激声设置

图 6-2-4　听性脑干反应潜伏期和幅度随刺激强度变化情况
随着刺激强度从 80dB HL 开始逐渐降低,V波幅度逐渐降低,潜伏期也逐渐延长。

（4）在骨导 ABR 测试中,应选择骨导耳机作为换能器,将其置于测试耳的乳突位置,要注意骨导耳机的最高输出一般不超过 55dB nHL。

（5）在气导和骨导 ABR 记录过程中，都需要考虑进行掩蔽，以防止非测试耳"偷听"。

测试步骤流程见图 6-2-5。

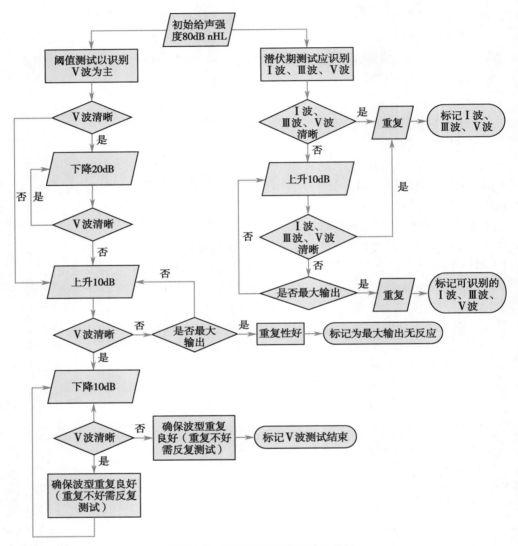

图 6-2-5　听性脑干反应测试流程图

2. 潜伏期和阈值测量

（1）潜伏期的测量：在潜伏期的测量中，起点为刺激声的给声时刻，终点为对应波形峰值的出现时刻，即峰潜伏期。如果峰值难以确定，需要采用平均和延长线等方法进行处理，但临床实践中无条件采用上述方法，故此处对处理方法不展开说明。除Ⅰ波、Ⅲ波和Ⅴ波潜伏期的记录之外，通常还需要记录Ⅰ-Ⅲ波、Ⅲ-Ⅴ和Ⅰ-Ⅴ波峰间潜伏期，此外还可进行双耳各波潜伏期差值的计算，即潜伏期耳间差。潜伏期测量方式如图 6-2-6 所示。

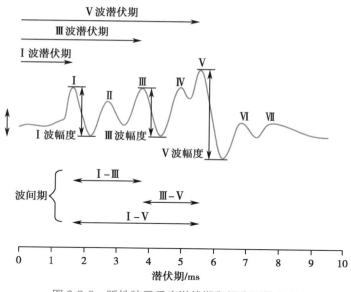

图 6-2-6　听性脑干反应潜伏期和幅度测量方式

（2）幅度的测量：在幅度的测量中，一般选用各波的波峰到基线或波谷方式进行。相对潜伏期的测量而言，ABR 幅度的变异较大，因此临床使用更多的是相对幅度，如 V 波和 I 波的幅度比，成人的 V 波幅度 / I 波幅度大于 1。波峰 - 波谷幅度测量方式如图 6-2-6 所示。

【测试结果分析】

1. 结果记录

（1）测试状态：清醒 / 镇静睡眠 / 自然睡眠。

（2）换能器和刺激声：头戴耳机 / 插入耳机 / 骨导耳机，短声 / 短纯音。

（3）潜伏期分析强度，记录该刺激强度下 I 波、Ⅲ 波和 V 波的绝对潜伏期，以及各波间期。

（4）气导阈值记录。

（5）骨导阈值记录。

（6）掩蔽记录，如进行掩蔽，标明掩蔽强度。

报告单示例如图 6-2-7 所示。

2. 结果分析　向患者或其家属解释是否有听力损失，以及听力损失的程度、性质（感音神经性听力损失、传导性听力损失或者混合性听力损失）。

【注意事项】

1. ABR 测试影响因素

（1）受试者的影响：受中枢神经系统发育的影响，婴幼儿的各波潜伏期较成人长，以Ⅲ波和 V 波为主，随着年龄的增长（约在儿童 6 月龄时），Ⅲ波潜伏期先发育至成人水平，而 V 波约在儿童 18 月龄时发育正常。受试者听力损失性质和程度也会对 ABR 的潜伏期以及幅度造成影响。通常传导性听力损失患者的 ABR 绝对潜伏期都会延长，而波间期保持不变。

听性脑干反应潜伏期

刺激信号：Click　　　　　　　　　刺激速率：19.3次/s

耳别	刺激声强度	I（ms）	III（ms）	V（ms）	I－III（ms）	III－V（ms）	I－V（ms）
左	100						
右	100						

备　注：_____

仪器型号：Chartr EP　　　　　检查医生：_____　　　　检查日期：_____

听性脑干反应阈值

气导阈值

刺激信号：_____　　　　刺激速率：_____

左：_____ dB nHL　　　　　　右：_____ dB nHL

备　注：_____

图 6-2-7　听性脑干反应报告单

（2）刺激参数的影响：刺激声参数的选择对 ABR 的波形分化、潜伏期以及幅度有着较大影响。降低刺激声强度，会导致潜伏期延长和幅度降低。增加刺激速率，也会使 ABR 潜伏期延长、幅度降低以及波形变差。在用于听阈评估时，通常使用交替声，而在耳蜗微音电位的判断时，需要分别采用疏波和密波刺激进行比较分析。

（3）记录参数的影响：滤波器的参数调整也会对 ABR 的波形辨别造成影响。通常而言，滤波范围过宽会导致干扰信号的介入，造成波形辨识困难，而范围设置过窄会造成有效信号的丢失，影响潜伏期和阈值的判断。

2. 镇静药物使用安全事项

（1）镇静药物（如水合氯醛）口服味道苦涩、难喝，儿童有可能哭闹，拒绝喝药，请家长耐心安抚。

（2）药物在体内代谢时间一般为 24h，因此检查做完且受试儿童清醒后不要立刻独立走动，以防摔伤。

（3）极少数儿童可有不良反应，可咨询儿科医生。

（傅新星）

第三节　耳蜗微音电位记录

耳蜗微音电位（cochlear microphonic potential，CM）是一种能跟随刺激声波形的感受器电位，与刺激信号频率、极性相同，主要反映外毛细胞功能。CM 既可通过耳蜗电图引导，也可通过 ABR 波形分离出来。

【测试环境】

隔声屏蔽室和测试设备同本章第一节。

【测试前准备】

进行 CM 测试前的测试设备检查、测试要求讲解、受试者镇静、皮肤处理、记录电极放置和导联设置，同本章第一节。

【测试参数】

1. 换能器选择 为尽量减小刺激伪迹，推荐使用插入式耳机进行气导测试。

2. 刺激声选择 刺激声可使用短声，也可使用频率特异性信号如短纯音。刺激速率设定在 20 次/s 左右。

刺激声极性对于 CM 的引出较为重要。通常使用疏波或密波单一极性的信号进行引导 ABR 或耳蜗电图（图 6-1-8），或使用交替波引导 ABR 或耳蜗电图，然后将相反极性信号得到的波形分离后相减，抵消动作电位，增强 CM 波形幅度（图 6-3-1）。相反，当关注 ABR 的 I 波或者耳蜗电图的 SP、AP 时，通常可采用交替波引导，尽量减少 CM 对上述波形的干扰。

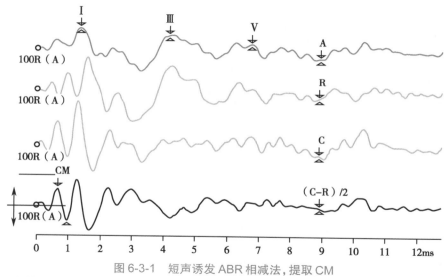

图 6-3-1 短声诱发 ABR 相减法，提取 CM

A. 交替波；R. 疏波；C. −密波；(C-R)/2. 疏波和密波差值的一半；CM 振幅如箭头所示。

3. 滤波设置 通常 ABR 或耳蜗电图的高通滤波截止频率设置为 10～30Hz，低通滤波截止频率设置为 1.5～3kHz。由于 CM 波形完全复制刺激信号波形，在引导 CM 时需要特别注意滤波器的通带截止频率设置。特别是使用频率特异性信号引导 CM 时，务必使滤波器通带覆盖刺激信号的频率。

4. 记录时窗设置 CM 没有潜伏期，通常在施加刺激后 1～2ms 内较为明显。其记录时窗与短声 ABR 或耳蜗电图记录时长设置相同即可。

5. 叠加次数 在分别使用疏密波诱发 CM 测试中，叠加次数 500～1 000 次即可。若利用 ABR 或耳蜗电图分离 CM，则叠加次数需满足 ABR 或耳蜗电图的标准。

【数据采集】

1. CM 的波形特点 可通过 CM 波形的如下特点帮助鉴别 CM 波形。

（1）完全复制刺激声的声学波形：当声波的相位反转时，CM 也发生同样的变化。CM 的这一特点给区分 CM 和刺激伪迹带来困难。刺激伪迹主要是耳机的电磁场产生，且与 CM 的形状、潜伏期完全相同。测试过程中可以通过夹管法或换能器移位法判定记录到的波形是 CM 还是伪迹，下文详述。

（2）CM 无潜伏期：CM 是起源于毛细胞换能过程的感受器电位，随刺激声给出即发生，当刺激声终止时即结束。

（3）CM 幅度呈非线性变化　在低声强度（0～70dB SPL）刺激时，随强度的增加，CM 的幅度呈线性增加，而在高声强度（80～110dB SPL）时，CM 幅度增加程度减弱，出现非线性特点。

（4）CM 无适应性：与 CAP 相比，CM 无不应期，无适应性，非"全或无"反应。

2. 测试流程　CM 所有的测试程序与常规的 ABR 或耳蜗电图引导方法相同。通常首先采用 80dB nHL 的刺激声强度进行记录，如果该强度记录波形不佳，可逐步提高刺激强度，通常听觉诱发电位仪能提供的短声最高刺激强度为 100dB nHL。每一刺激强度最好进行重复，以验证波形的稳定性。具体测试步流程如图所示（图 6-3-2）。

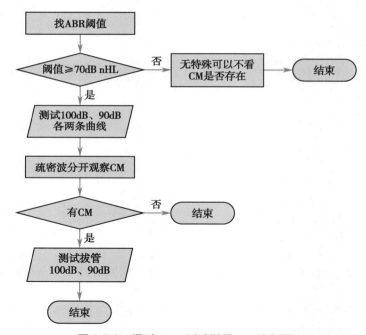

图 6-3-2　通过 ABR 测试引导 CM 流程图

3. 刺激伪迹的排除　CM 波形完全复制刺激信号波形，而由换能器引入的电磁干扰同样与刺激信号波形相关。排除 CM 刺激伪迹的方法主要有以下几种。

（1）夹管法：将插入式耳机的声管夹住后重复测试。如果声管夹住后仍有"CM"，则是电刺激输入耳机的伪迹。如果未出现"CM"，则可确定夹声管前的"CM"为生理性的 CM。无论采用 ABR 引导还是耳蜗电图引导，均可使用这一方法对伪迹进行鉴别。下图显示的是使用 ABR 引导 CM 时使用夹管法鉴别伪迹和 CM 的过程（图 6-3-3）。使用交替波刺激得到总体 ABR 波形 A，无可重复的反应。分离疏波（R）和密波（C）引出的波形后相减，得到可能的"CM"波形，即（C-R）/2（图 6-3-3A）。

然后将插入式耳机的声管夹住,使声音信号不能传入耳道,再重复上述测试步骤(图6-3-3B)。可发现分离出来的疏波(夹管R)和密波(夹管C)引出的波形较夹管前已不清晰,相减后仍然无法得到复制刺激声波形的反应(图夹管C-R)。这说明图中的(C-R)/2确是与声音信号相关的反应波形(图6-3-3A)。反之,如果夹管后仍然引出清晰的类刺激声波形,则说明该波形来自电磁干扰而非毛细胞反应,应当被认为是刺激伪迹。

(2)换能器移位法:移动原来记录CM时耳机的位置,使其与受试耳的距离增加2倍或3倍,此时伪迹的"CM"潜伏期不变,而真正的CM潜伏期延长。因为电磁波传导速度极快,这一距离变化不足以影响CM的"潜伏期",而真正的CM则受声波在空气中传播距离的影响。因此,换能器移位是消除伪迹的有效办法。

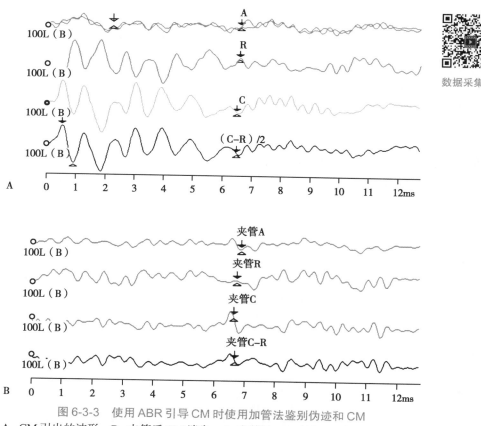

数据采集

图6-3-3　使用ABR引导CM时使用加管法鉴别伪迹和CM

A. CM引出的波形　B. 夹管后CM消失。A-交替波;R-疏波;C-密波;(C-R)/2=疏波和密波差值的一半;CM振幅如A中箭头所示。

【测试结果分析】

1. 结果记录　CM测试结果通常随耳蜗电图或ABR的结果一同报告。主要包括如下内容。

(1)测试状态:清醒/镇静睡眠/自然睡眠。

(2)换能器和刺激声:头戴耳机/插入耳机/骨导耳机,短声。

（3）是否排除了伪迹干扰及使用的排除方法。

（4）是否引出明确的 CM。

2. 结果分析 CM 的临床诊断意义需结合其他听力测试结果以及临床表现向患者解释说明。

【注意事项】

1. 使用 TM 电极记录 CM 时的安全注意事项 使用 TM 电极通过耳蜗电图记录 CM 时，应注意本章第一节提到的安全事宜。

2. 镇静药物使用安全事项 同本章第一节【注意事项】中"镇静药物使用安全事项"。

（傅新星）

第四节 听性稳态反应检查

听性稳态反应（auditory steady-state response，ASSR）是由周期性调幅（amplitude modulation，AM）、调频（frequency modulation，FM）或既调幅又调频的持续声或刺激速率在 1～200Hz 的短声或短纯音诱发的稳态脑电反应，因为反应的相位与刺激信号相位具有稳定的关系，故又称为"调幅跟随反应"或"包络跟随反应"。而多频稳态反应（multiple frequency steady state responses，MSSR）则是将不同频率的声波作为载波，以不同的调制频率分别对载波频率进行调制，调制后的声波在双耳同时给出，这几个调制声能够同时激活耳蜗基底膜上相应的部位产生 ASSR，因此称之为多频听性稳态反应。

【测试环境】

同本章第一节。

【测试前准备】

1. 检查测试设备 进行听性稳态反应测试之前，测试人员需要对听觉诱发电位仪、换能器等部件进行主观检查，确保仪器设备工作正常。

2. 讲解测试要求 主要针对成人受试者或婴幼儿童受试者的家长进行测试要求讲解。嘱咐受试者安静地躺在检查床上，保持全身放松，保持安静，不需对测试中给出的声音做出任何反应。

3. 镇静药物服用 婴幼儿进行听性稳态反应需服用镇静药物，保持在睡眠状态进行测试。给药方式可分为口服、肌肉注射和灌肠。用药安全事项见附件。

4. 皮肤脱脂处理 用棉块蘸取 95% 医用乙醇，并涂抹少许摩擦膏，对皮肤进行脱脂处理，以降低皮肤阻抗，低于 5kΩ，并尽量降低极间阻抗。详见上图所示（图 6-2-1）。

5. 电极导联 测试 ASSR 时电极的安放位置同 ABR。可采用双通道和单通道两种电极导联模式。对于双通道导联，可同时记录双侧反应，非反转电极（记录电极）置于前额正中紧靠发迹，反转电极（参考电极）置于同侧乳突或耳垂，鼻根电极接地。对于单通道导联，非反转电极置于前额上方，反转电极置于同侧乳突或耳垂，共用电极置于对侧乳突或耳垂（图 6-2-2）。

【测试参数】

1. 换能器选择　根据具体测试内容,选择气导或骨导耳机,除非受试者存在小耳畸形,否则尽量使用插入式耳机进行气导测试。

2. 刺激声选择　ASSR 的刺激声为调制声,这与诱发 ABR 的瞬态信号如短声等不同。

(1)调幅声(AM)和调频声(FM):正弦调幅或指数包络的纯音、宽带噪声和限带噪声均可诱发 ASSR。其中正弦调幅音(图 6-4-1A)的频率特异性最好,调幅噪声诱发的反应振幅最大。调频声是对载波的频率进行调制,使载波的频率产生变化。调频反应振幅随调制深度和声音强度增加而增加(图 6-4-1B)。临床多用调制深度为 10% 的调频声。

(2)混合调制声(MM):MM 是以同一调制频率同时调制载波的振幅和频率(图 6-4-1C)。

(3)独立调幅调频声(IAFM):IAFM 是同时以不同的调制频率对某一载波分别调幅和调频(图 6-4-1D)。

(4)chirp 声:又称线性调频脉冲音声,是一种调频调制声,能代偿耳蜗传递时间,克服耳蜗的特殊解剖结构造成的低频区行波延迟,在耳蜗中增加了实时同步性,提高 ASSR 评估听阈的效果并提高测试速率(图 6-4-1E)。

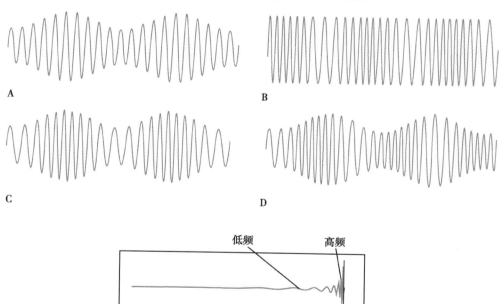

图 6-4-1　诱发听性稳态反应的刺激信号

A. Fc 为 1 000Hz、Fm 为 100Hz、调幅深度 50% 的调幅声波形;B. Fc 为 1 000Hz、Fm 为 100Hz、调频深度 30% 的调频声波形;C. Fc 为 1 000Hz、Fm 为 100Hz、调幅深度 50% 调频深度 30% 的混合调制声波形;D. Fc 为 1 000Hz、调幅 Fm 为 100Hz、调制深度 50%、调频 Fm 为 80Hz、调制深度 30% 的独立调幅调频声波形;E. chirp 刺激声的波形。

3. 推荐的测试参数设置　表 6-4-1 给出了一套可行的 ASSR 测试参数设置。通常每次记录 1 024 个调制周期,8 个频率共计 8 192 个样本,将之分为 16 个部分,每个部分 512 个样本。每一部分扫描时间为 754ms,总计扫描时间为 12.064s。最后计算机将 16～64 次扫描结果的波形叠加后取平均值,按照统计学方法给出有无 ASSR 的判断。

测试参数

用于 ASSR 检测的统计学方法有 H-T^2 检验、循环 T^2 检验、F 检验或隐含周期性 F 检验以及相关性平方数等。此外,还可使用 Chirp 声作为刺激信号。

表 6-4-1　一种 ASSR 测试参数设置

刺激参数		记录参数	
载波频率 /Hz	500、1 000、2 000、4 000	高通滤波截止频率	10～30Hz
调制深度	AM 100%、FM 20%	低通滤波截止频率	300～500Hz
调制频率	75～110Hz	衰减梯度	6dB/ 倍程
极性	交替	增益	10k
强度	0～100dB nHL 扫描	叠加时间	40s～15min
		伪迹剔除标准	31μV
		分析算法	FFT 分析、F 检验和相位分析

【数据采集】

1. 测试流程　ASSR 的测试过程较少依靠测试者手动分析和测量反应波形,更多依靠测试平台按照统计学方法给出有无 ASSR 的判断。在测试过程中:①当给声强度≤70dB nHL 时,可双耳 8 个调幅声信号同时给声;②如果刺激声强度 >70dB nHL,则采用单个频率测试,可双耳同时进行,此时最大强度可达 125dB SPL;③双侧听阈相差≥60dB 时,单耳分别测试,并加掩蔽。以能引出 ASSR 的最小刺激声强度为反应阈。测试流程如图 6-4-2。

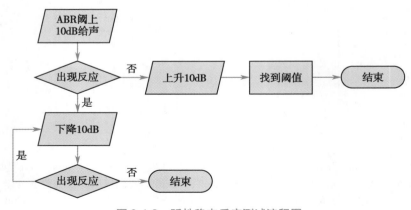

图 6-4-2　听性稳态反应测试流程图

2. 获取反应 计算机对所得到的结果进行统计学分析,在给定的统计水平上判定有无 ASSR 反应存在。

对于同时测定多个频率的声刺激诱发的听性稳态反应,该方法建立在快速傅里叶变换(fast Fourier transform,FFT)原理上。当多个频率的刺激声同时给出并高于听阈时,只要每一个刺激信号用不同的调制频率,那么在频谱图上,每一个刺激信号所产生的反应都会出现在与该刺激声调制频率相对应的频率上,即如果用不同的调制频率,即使载波频率相同,其诱发的反应信号也是可以通过其特征性调制频率而区分的。

数据采集

【测试结果分析】

1. 结果记录

(1)测试状态:清醒/镇静睡眠/自然睡眠。

(2)换能器和刺激声:头戴耳机/插入耳机/骨导耳机,载波频率和调制频率。

(3)阈值记录:ASSR 测试结果以极坐标图、频谱图以及类似纯音听阈图的反应阈值图等多种形式表示(图 6-4-3)。

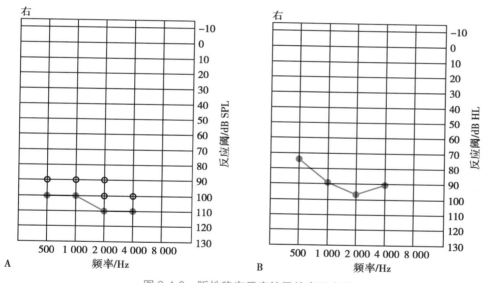

图 6-4-3 听性稳态反应结果的表示方法

A. 听觉稳态反应阈图,未连起来的圆圈表示没有引出反应;B. 信号单位转换为 dB HL 后的反应阈图。

2. 结果分析 向受试者或其家属解释是否有听力损失,听力损失程度、性质(感音神经性听力损失、传导性听力损失或者混合性听力损失)。

结果记录

【注意事项】

1. ASSR 估计听阈的影响因素 调制频率对 ASSR 有着明显影响,研究表面最佳调制频率受受试者的年龄及其觉醒状态影响,成人在 40Hz 的调制频率可记录到最大的稳态反应,儿童在 90Hz 的调制频率可产生最佳反应。受试者为清醒状态时,如成年人的测试,刺激声调制频率要选择低频率(30～60Hz附近的频率,临床上曾经广泛使用的40Hz事件相关电位测试,就是调制频率为40Hz的稳态电位)。当测试者为睡眠状态(如婴幼儿)时,其刺激声调制频率要选择高频率(70～110Hz)。

此外,受试者听力损失程度也会影响调频调幅声诱发的 ASSR 阈值与纯音听阈的相关性。一般认为,听力损失越重,ASSR 阈值与纯音听阈的差值越小:①在听力正常和轻度听力损失者,ASSR 阈值与 PTA 阈值的差在 20dB 以内;②对于中度听力损失者,二者之差在 10dB 以内;③而对于重度到极重度听力损失者,二者的差值小于 5dB。

2. ASSR 结果的表示单位　有的 ASSR 阈值单位以 dB SPL 表示,有的则转换为 dB HL 表示,在结果报告时需注意所采用的单位(图 6-4-3)。

3. 镇静药物使用安全事项　同本章第一节【注意事项】中"镇静药物使用安全事项"。

(傅新星)

第七章　言语测听

言语测听（speech audiometry）是一种用言语信号作为刺激声来检查受试者的言语听阈和言语识别能力的听力学测试方法。其主要测试项目包括言语觉察阈（speech detection/awareness threshold，SDT/SAT）、言语识别阈（speech recognition threshold，SRT）和言语识别率（speech recognition score，SRS）。将在不同声强级测得的言语识别率绘成曲线，即得到言语识别 - 强度函数曲线（performance-intensity function，P-I 函数曲线）。

第一节　测试环境与测试前准备

一、测试环境

1. 测试房间　言语测听应在隔声室进行，多采用分室，也可用同室（见图2-1-2）。隔声室要求与纯音测听相同。

2. 测试设备

（1）言语听力计：对用于言语测听的听力计，GB/T 7341.2—1998《听力计 第二部分：言语测听设备》中有明确的规定。现常用的临床诊断型听力计多可满足言语测听的需要，主要分为以下两种。

1）计算机控制听力计：测听软件包含言语测听模块，该模块可内置、导入言语测听材料或装载独立的言语测听软件，不需要外接言语测听材料播放装置。

2）非计算机控制临床诊断听力计：言语测听材料通过言语播放装置（CD播放机、电脑等）由言语听力计的外接信号输入插孔输入至听力计播放（图7-1-1）。

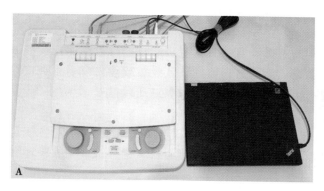
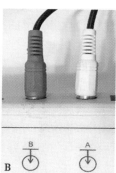

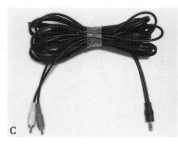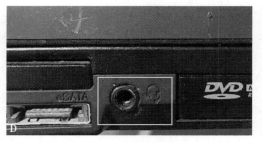

图 7-1-1 外接言语播放装置的听力计连接方式

A. 整体连接方式；B. 听力计的输入插孔；C. 听力计与电脑播放装置间的连线；
D. 电脑的输出插孔。

（2）换能器：为耳机和扬声器（图 7-1-2）。气导、骨导及插入耳机要求同纯音测听，扬声器要求所产生信号的谐波失真不应超过 3%。

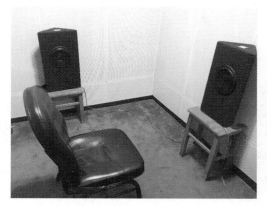

图 7-1-2 声场布局及扬声器

3. 言语测听材料 各种言语测听表及录有测试表内容的磁带、CD 盘、音频文件等统称为言语测听材料。测试目的不同，选用的材料也不同，随着听力语言康复的发展，言语测听材料越来越丰富，并且已经商品化。儿童言语测听则需根据受试者生理年龄和言语能力选择合适的测试材料。

4. 言语信号的校准 测听设备的正确校准对获得可靠的结果非常重要。听力计属于国家强制检定的设备，必须每年检定一次。言语信号的校准包括言语听力零级的校准和输入信号电平的定标。言语听力零级的校准可以和纯音及窄带测试信号的校准一并进行。外接言语测听材料播放装置或装载独立言语测听软件的计算机控制听力计完成校准后，如更换言语测听材料或更换播放装置时，需重新进行校准。

言语校准信号为 1kHz 校准纯音（适用于压耳式耳机和插入式耳机）或言语噪声（适用于声场扬声器）。校准信号级应与言语测听材料全部检查项的平均级相差不超过 ±0.5dB。

（1）言语听力零级的校准：主要是针对言语听力计的输出而言。将换能器输出的言语信号的声压级（称作言语级，dB SPL）数值与听力计表盘显示的听力级（dB HL）数值，建立起如式（7-1-1）所描述的对应关系。

$$声压级_{换能器}(dB\ SPL) = 听力级_{表盘}(dB\ HL) + \Delta L \tag{7-1-1}$$

针对不同的换能器及不同的扬声器方位角，其对应关系如下表所示（表 7-1-1）。

表 7-1-1 常用换能器基准等效声压级

换能器	ΔL/dB
压耳式耳机	
TDH-49 或 TDH-50（使用 NBS 9A 耦合腔）	20.0
TDH-39（使用 NBS 9A 耦合腔）	19.5
TDH 系列耳机（使用 IEC318 耦合腔）	20.0
包耳式耳机	
Sennheiser HAD 200（使用 IEC 60318-2 耦合腔配合 1 型适配器）	19.0
插入式耳机	
EAR-3A（使用 HA-1 耦合腔或 HA-2 硬导管耦合腔）	12.5
EAR-3A（使用封闭阻塞耳模拟器）	18.0
骨振器	
乳突位（基准力为 1μN）	55.0
前额处（基准力为 1μN）	63.5
前额-乳突	8.5
自由声场扬声器	
自由声场双听 0° 入射角	14.5
自由声场双听 45° 入射角	12.5
自由声场双听 90° 入射角	11.0

有关言语听力零级的校准需参照国标 GB/T 7341.2—1998《听力计 第二部分：语言测听设备》和 GB/T 17696—1999《声学 测听方法 第三部分：语言测听》，由法定计量部门的专业人员，依照给定数值（表 7-1-1），采用仿真耳和堵耳模拟器等声耦合装置，以高精度声级计完成对压耳式耳机、插入式耳机、不同入射方位角的扬声器的校准。

言语听力零级的简要校准过程如下。

1）调整听力计，进入校准状态。

2）将听力计的输入信号置于外接音源输入状态。

3）将听力计的输出依照特定需求，分别选择压耳式耳机、插入式耳机或扬声器三种模式之一。

4）选择压耳式耳机、插入式耳机或扬声器的侧别，将压耳式耳机与仿真耳、插入式耳机与堵耳模拟器、或扬声器与参考点的入射角等设置安放到位。

5）按下持续 / 反转（reverse）键。

6）由外接的言语测听材料播放装置或装载独立言语测听软件的计算机控制听力计播放校准音，并调节电平微调旋钮，使输入信号在 VU 表（电平表）上的示数指向 0dB。

7）按照特定听力计有关校准方法的说明，调节相应通道的旋钮，使得公式（1）中的 ΔL 符合表中所列的数值（表 7-1-1）。

8）重复上述第（4）、（3）和（2）步，完成对不同侧别、不同换能器和不同通道的校准。

9）保存并退出校准状态。

（2）输入信号电平的定标：应在更改外接言语测听材料播放装置状态或更换计算机控制听力计中装载的言语测听软件时进行，播放言语测听材料校准音，调整听力计电平微调旋钮，使电平表（VU 表）的度数指向 0dB。

二、测试前准备

1. 检查测试设备　建议每天使用设备之前应做常规检验。常规检验的目的是尽可能确认设备工作正常，其校准未出现可察觉的变动，在检查时环境噪声应与仪器在正常工作时限相同。检查步骤如下。

（1）检查和适当地清洁设备和全部附件，检查耳机耳垫、插头和导线有无磨损或损伤，如有损伤或严重磨损的部分应予以更换。

（2）开机并按仪器说明书所说的时间预热或至少预热 5min。按说明书完成所有的操作准备步骤。

（3）如要进行声场检查，确认参考点的位置是正确的，并能清晰的辨认出来。进行声场检查的设备，间隔不超过 3 个月，应测参考点的声压级，而且当检查室的设备有所变动时（例如任何移动桌椅等），都应做检查。

（4）检查听力计输出大致正确，环境噪声级合乎要求。

（5）在低声级聆听，确认在受试者所在的位置没有来自设备的咔嗒声或噪声或其他不应有的声音。

（6）确认受试者的回讲系统和监听线路工作正常。

2. 讲解测试要求　检查前应确认受试者能听懂检查材料，如果受试者是用口语声对检查材料做出反应，应确认受试者能够复诵检查材料。

为获得可靠的测试结果，宜用明确的、易领会的解说，向受试者说明检查方法。一般应说明如下内容：①先检查左 / 右耳（相对好耳）；②您将听到一个字 / 两个字 / 一句话，听到之后复述 / 用笔写 / 按键；③任一耳听到言语信号时都要做出反应，无论声音听起来多轻，都应立即作出反应，如不能肯定是否听对了该检查项，可以猜测，如"您右耳将听到两个字的词语，听到后复述，如果听不清楚可以猜，说错没关系"；④还应告诉受试者避免不必要的活动，以免发生不应有的噪声。

在完成指导后，检查者应核实受试者是否已经领会。如有疑问，应重新指导说明。告知受试者，如有任何不适的情况时可以中断检查。

受试者正确佩戴换能器或坐于声场指定位置，检查耳机佩带是否正确，压耳式耳机应避免压扁外耳道。例如佩戴压耳式耳机时，受试者及测试人员的座位安排见图2-1-2。

3. 设置测试参数 听力计设置如下（以配套使用电脑操作软件、内置普通话言语测听材料的听力计为例）：①选择言语测听模块；②选择换能器类型（扬声器／头戴耳机／骨导耳机／插入耳机）；③选择声源A/B（EXTA/B）；④选择侧别（左／右／双耳）；⑤选择内部文件（或外部）；⑥选择初始给声强度；⑦选择持续给声；⑧根据设备设置播放言语材料（图7-1-3）。

讲解测试要求

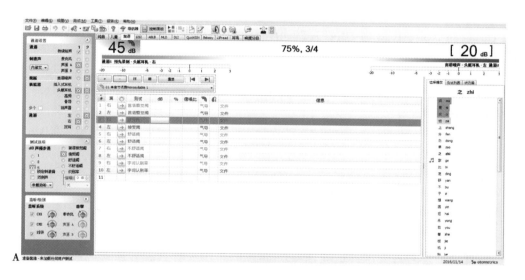

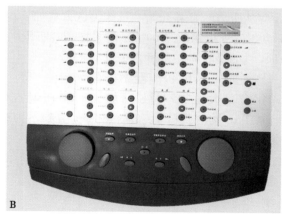

图7-1-3 言语听力计压耳式耳机右耳言语识别阈测试参数设置
A. 听力计软件参数显示；B. 听力计面板参数设置。

4. 练习测试 选取测试耳 500Hz、1 000Hz、2 000Hz 的纯音听阈平均值以上 20～30dB 的言语听力级作为练习测试给声强度进行练习表测试，让受试者熟悉测试，避免误差，确定受试者已熟悉测试后，开始正式测试。

三、评分标准

一般应根据测试目的及各种言语测听材料的使用说明进行评分。目前常用评分标准多为以下两种。

（一）单双音节评分标准

"全或无"原则：①单音节声、韵、调全对记分，有任一项错误不得分；②双音节中两个字声、韵、调全对记分，反之不记分。

（二）语句评分标准

根据语句中的关键字记分，关键字反应正确（声韵调全对）记分，不正确不记分。

1. 语句材料中每一个字都是关键字，如普通话噪声下言语测听（Mandarin Hearing in Noise Test，M-HINT），20 句 / 表，10 字 / 句，每张句表有 200 个关键字，正确反应一个字记 0.5 分。

2. 语句材料中每句关键字数不等，如普通话言语测听材料（Mandarin Speech Test Materials，MSTMs），10 句 / 表，每张表有 50 个关键字，每句关键字数不等，正确反应一字记 2 分。

（李玉玲）

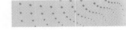

第二节 测试方法及流程

一、言语觉察阈测试

言语觉察阈为受试者正确感知到 50% 的言语声时所需的强度。当受试者觉察到有言语声存在，就按照规定的方式反应（例如举手或按反应键）。

做单耳检查时，应从听力较好耳开始。具体测试方法如下（图 7-2-1）。

1. 以受试者在 500Hz、1 000Hz、2 000Hz 的平均纯音听阈上 30dB 作为给声强度播放第一个检查项，目的是获得受试者肯定反应。

2. 以 20dB 为一挡逐渐减小声级，直至不再有反应。

3. 以 5dB 为一挡逐挡加大言语信号级，每加 5dB 给一个检查项，直到做出反应。

4. 做出反应后以 10dB 为一挡降低言语信号级，直到不再有反应。再以 5dB 为一挡逐挡上升，直至做出反应。

5. 重复步骤 4 直至受试者在最多 3 次上升中有 2 次在同一强度级做出反应。该强度即为该测试条件下的言语觉察阈。

6. 依上述方法测试另一耳。

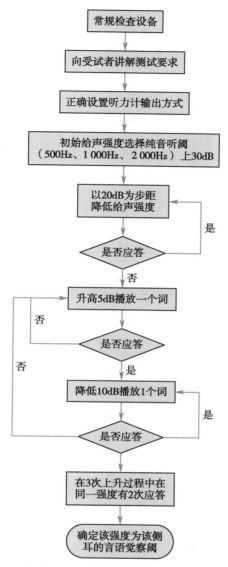

图 7-2-1　言语觉察阈测试流程图

二、言语识别阈测试

言语识别阈也称言语接受阈,即受试者能正确识别(一般为听说复述)50%的扬扬格词时所需的最低给声强度,这一项目一般应用有意义的扬扬格词表来测试,故也称为扬扬格词听阈。

言语识别阈测试方法较多,临床应根据实际工作需要进行选择。做单耳检查时,应从听力较好耳开始。根据国际标准化组织(ISO)2012 标准,推荐固定步距的自适应测试法,具体如下(图 7-2-2)。

1. 首先以受试者 500Hz、1 000Hz、2 000Hz 平均纯音听阈级以上 20～30dB 的言语听力级作为给声强度发送练习项,使受试者熟悉测试。

2．以 5dB 为步距降低言语强度级，每降低 5dB 给出一个扬扬格词，直到不再正确反应。

3．降低 2dB 言语强度级，并更换正式测试词表发送第一个测试项。

4．如果受试者反应正确，降低 2dB 言语强度级。如果受试者反应错误，增加 2dB 言语强度级，发送另一个测试项。

5．重复步骤 4 直到测试完该张词表的所有测试项。

6．去除正式测试词表前两个测试项不用，计算该词表其余测试项给声强度级的平均值，该平均值即为言语识别阈。

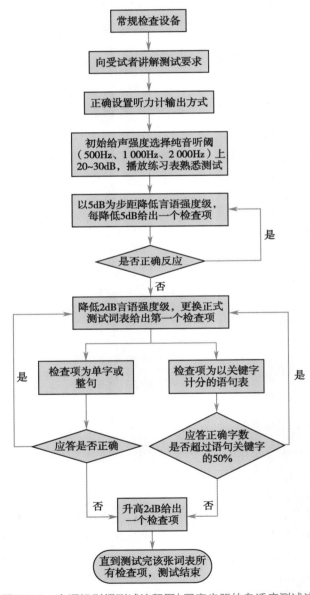

言语识别阈
测试

图 7-2-2 言语识别阈测试流程图（固定步距的自适应测试法）

三、言语识别率测试

言语识别率，即在某一给声强度下，每张词表中识别（一般为听说复述）正确的词语的百分比。其测试通常使用音位平衡（phonetically balanced，PB）的单音节词表，进行言语识别率测试。若以进行言语评估为目的，也可选用语句测试材料。

进行言语识别率测试，根据测试目的不同选择所需给声强度。通常选取 SRT 阈上某一强度，在一张测试词表内固定此强度不变，测得该张词表中正确识别词语的个数，再计算言语识别率。以每张词表 50 词为例，计分方法为正确词数 × 2%。如果未有 SRT 测试结果，可以选择在平均纯音听阈（$PTA_{500\sim2\,000Hz}$）阈上某一强度给声，作为测试强度。

临床工作中，通常会测试受试者的最大言语识别率（PB_{max}），选定 SRT 或 $PTA_{500\sim2\,000Hz}$ 阈上 30～40dB 作为给声强度进行测试，即可获最大言语识别率。值得注意的是，对于具有听力损失的受试者，要避免给声强度过大，造成受试者不适。如出现此种情况，可以 5dB 为步距降低给声强度，直至受试者认为给声强度刚好低于其不舒适响度级（uncomfortable loudness，UCL）。在此强度下，获得的言语识别率即可认为是受试者的最大言语识别率。

详细测试步骤如图 7-2-3 所示。

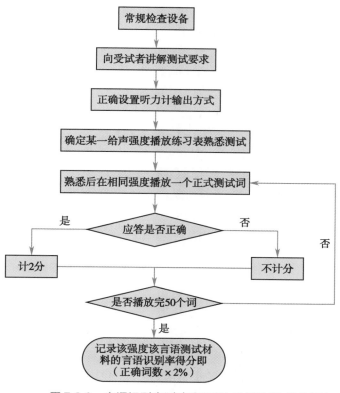

言语识别率测试

图 7-2-3　言语识别率测试流程图（以每表 50 词为例）

四、言语识别－强度函数曲线

描述言语识别率与给声强度之间的关系，又称言语测听清晰度 - 强度函数。门诊上通常使用单音节词表测试 P-I 函数曲线。测试方法如下。

1. 使用 SRT＋30dB 或 40dB 作为第一个测试强度——获得最大言语识别率。

2. 以 10dB 步距下降给声强度，不同给声强度下，使用不同测试表格，直至言语识别率下降至 10%～20%。

3. 通常测 5～6 个给声强度下的言语识别率，可覆盖正确率 10%～90% 的范围。

4. 若考虑到患者可能具有蜗后病变的可能性，则再以 SRT＋50dB 为给声强度，检测是否存在回跌（roll-over）现象。

五、对侧掩蔽

在单耳言语测听时，为避免非测试耳听到言语信号，可在非测试耳加气导掩蔽噪声。掩蔽噪声多为言语谱噪声。

测试耳言语给声强度，比对侧耳在 500Hz、1 000Hz 和 2 000Hz 中听阈最低的两个频率平均骨导听阈级大 40dB 以上，则在气导检查中应在非测试耳加掩蔽。在单耳骨导听阈测试时，也需加掩蔽。

气导听阈测试的最小掩蔽级 L_m（用有效掩蔽级表示）计算公式如下。

$$L_m = L_t - 40 + (MA_m - MB_m)$$

其中，L_t 为测试耳言语给声强度（以言语听力级表示）；MA_m 为拟加掩蔽的一耳在 500Hz、1 000Hz 和 2 000Hz 中气导听阈级为最低的两个频率处的平均纯音气导听阈级，以听力级表示；MB_m 为拟加掩蔽的一耳在 500Hz、1 000Hz 和 2 000Hz 中骨导听阈级为最低的两个频率处的平均纯音骨导听阈级，以听力级表示。

注意，在有些情况下要加大掩蔽级才能对非测试耳到达足够的掩蔽。在骨导听阈测试时，最小掩蔽级比 L_m 高 40dB。

需要注意不要引起过度掩蔽，过度掩蔽判断标准为：掩蔽噪声强度≥测试耳最好频率的骨导阈值＋耳间衰减＋5dB。

当出现掩蔽难题时，改用插入耳机是一个解决的方法。

对侧掩蔽

第三节　测试报告与注意事项

一、测试报告

（一）测试结果记录

包括所选测试材料、换能器类型（包括监控口语给声）、给声强度、左 / 右 / 双耳、受试者助听设备佩戴情况、受试者的状态、配合程度、测试结果的可靠性等，并尽可能提供测试言语材料相应的正常值（图 7-3-1）。

临床听力学中心言语测听报告单

姓名： 性别： 年龄： 出生日期： 测试设备：

1. 言语识别阈 强度单位（dB HL）

测试条件	测试材料	阈值
左耳		
右耳		
双耳		
助听（左/右/双耳）		

2. 言语识别率 强度单位（dB HL）

测试条件	测试材料	强度	识别率/%
左耳			
右耳			
双耳			
助听（左/右/双耳）			

3. 言语听力图（MSTMS 识别率—强度曲线）

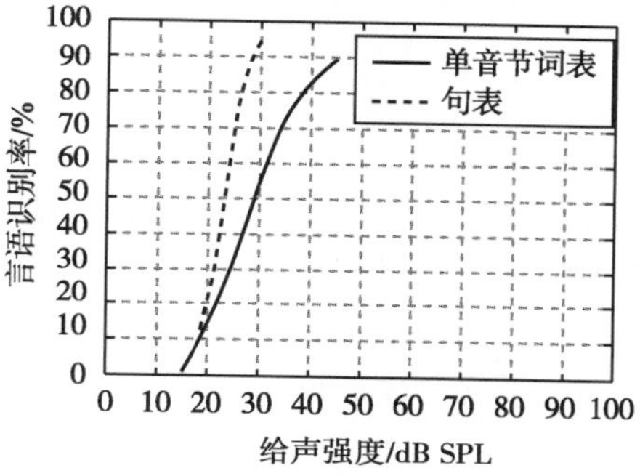

备注：

测试日期：＿＿＿ 年 ＿＿＿ 月 ＿＿＿ 日 报告人：＿＿＿＿＿

图 7-3-1 言语测听报告单

（二）测试结果分析

1. 言语觉察阈结果分析 正常听力年轻成人的 SDT 比 SRT 约低 7dB：①若 PTA（500Hz、1 000Hz 和 2 000Hz 平均值或听力曲线陡降或陡升型的患者 500Hz、1 000Hz 和 2 000Hz 中听阈较好的两个频率的平均值）减去 SDT 在 0～-15dB，表示结果完全一致；②若在 1～5dB 或 -16～-20dB，表示结果一致；③大于 5dB 或小于 -20dB，表示结果不一致，需要复查纯音或 SDT（表 7-3-1）。

表 7-3-1 言语觉察阈结果分析

SDT 减 SRT 数值	结果分类
0～-15	完全一致
1～5 或 -16～-20	一致
>5 或 <-20	不一致

2. 言语识别阈结果分析 对于听力曲线较为平坦的患者来说，根据 500Hz、1 000Hz 和 2 000Hz 的纯音气导平均听阈能够较好的预测 SRT。同时，Fletcher

（1950）还报道对于听力曲线陡降或陡升型的患者，可以取 500Hz、1 000Hz 和 2 000Hz 中听阈较好的两个频率的平均值预估 SRT：①如果 SRT 和 3 个或 2 个频率的 PTA 阈值差异在 ±6dB 以内，表示二者结果非常一致；②如果差异在（±7～±12）dB，表示二者一致性尚可；③如果此差异大于等于 ±13dB，说明二者结果不一致（表 7-3-2）。当出现不一致的结果，且不能以患者自身的原因（如言语测试材料不是患者的母语等）或听力损失曲线来解释时，需复测纯音听阈或 SRT，或两者均需复测。

表 7-3-2 言语识别阈结果分析

SRT 与 PTA 差值	结果分类
±6dB 以内	非常一致
±7～±12dB	尚可
≥13dB 或≤-13dB	不一致

3. 言语识别率结果分析 2008 年 Kramer 提出了言语识别率的分级标准（表 7-3-3），可为临床工作提供一定的诊断依据。根据不同测试条件下所得结果对受试者进行言语识别能力的分级，如：某受试者左耳裸耳在 65dB SPL 下测得言语识别率得分为 80%，则认为左耳在 65dB SPL 下的言语识别能力为"好"。

表 7-3-3 言语识别率结果描述

言语识别得分	言语识别能力
100～90	非常好
89～75	好
74～60	一般
59～50	差
<50	很差

儿童受试者需结合不同年龄段言语测听方法的正常参考值分析患儿的言语测听结果。

4. 言语识别 - 强度函数曲线分析 P-I 曲线可用于听力损失类型和程度的鉴别，临床通常以单音节词表作为言语测试材料来测试 P-I 曲线。将受试者的 P-I 曲线与听力正常者进行对比，可以为听力损失类型的鉴别提供依据：①若 P-I 曲线整体右移，形状基本保持不变，PB_{max} 与听力正常人接近，此曲线代表传导性听力损失，右移的强度数值即为听力损失程度；②若 P-I 曲线整体右移，但曲线的斜率变小，且 PB_{max} 不能达到接近听力正常人的水平，那么此曲线代表感音性听力损失；③若 P-I 曲线走行与感音性听力损失的 P-I 曲线走行相似，但是在给声强度继续增大的情况下，出现了识别率的显著降低，即曲线回跌（roll-over）现象，那么需要考虑是否存在蜗后病变（图 7-3-2）。

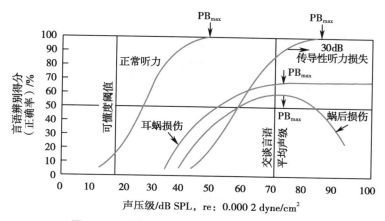

图 7-3-2　不同类型的言语识别 - 强度函数曲线

二、注意事项

1. 讲解测试要求过程中要强调听到如果没听清楚可以猜测。

2. 受试者说方言的应对方法

（1）书写汉字或拼音加声调。

（2）陪同可说普通话的家属现场翻译。

3. 儿童受试者测试过程中要严密观察患儿的状态和配合程度，当出现疲劳等注意力不集中的情况要及时诱导或暂停测试重新调整患儿状态。另外，应注意不在服用镇静药后的同一天进行言语测听检查。

（李玉玲）

第八章 前庭功能检查

前庭功能检查用于前庭功能疾病的定位及鉴别诊断。了解不同前庭功能检查的意义，可以辅助准确诊断前庭疾病。学习不同检查的适应证，明确各项检查的目的是本章需要掌握的要点。本章内容包括视频眼震图检查、耳石器功能检查、头脉冲试验、动态姿势描记检查、前庭诱发肌源性电位检查。

第一节 视频眼震图检查

视频眼震图（video nystagmusgraphy，VNG）是目前应用广泛的观察眼震的记录技术，包括眼动记录系统、前庭刺激器、视觉刺激器。眼动记录系统即配有红外摄像头的眼罩，通过摄像头记录眼球运动，通过软件分析后直观反映眼震的特征。前庭刺激器目前主要有灌气和灌水两种方式。视觉刺激器可以是视靶，也可以是提供视觉刺激的投影仪或液晶显示器。

【测试环境】

1. 测试房间 为了准确记录眼睛活动，检查需要在暗室内进行，检查室尽可能达到完全黑暗，电脑显示屏背对受试者。通风良好，环境噪声尽可能小，避免干扰受试者和检查者的注意力，同时避免影响受试者的情绪。室内放置一张检查床，由于检查过程中受试者可能出现恶心、虚脱、无力等症状，可以准备血压计作为应急使用。

2. 测试设备

（1）眼罩：使用装有摄像头的眼罩来记录受试者眼震及眼球活动，佩戴眼罩时保证眼罩和受试者面部贴合，调整眼罩位置使得受试者的瞳孔处于中心位置，且受试者无不适感。图 8-1-1）。

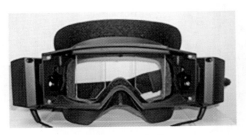

图 8-1-1 眼罩

（2）眼动记录系统：软件系统可提供视靶，投影在液晶电视上或用投影仪投影在墙面上，具体选择视检查室大小而定。

（3）前庭刺激器：本文以灌气方式进行讲解，冷热气刺激器提供冷气和热气，通过手柄送到受试者外耳道内。设备安装完成后，设置刺激器的刺激时间和温度，刺激器旁边应准备酒精棉和替换用的手柄前端使用的耳套，注意应合理布置手柄和刺激器的连接线，避免在暗室操作环境下影响操作人员（图8-1-2）。

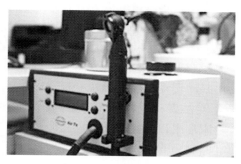

图 8-1-2　前庭刺激器

【测试前准备】

1. 受试者准备

（1）药物使用情况：受试者检查前至少停止使用特定种类药物24h，包括各种中枢抑制类药物（如前庭抑制剂、镇静安眠药物等）和抗焦虑、抗抑郁药物。前庭抑制剂和镇静安眠药物会对前庭双温试验和耳石器功能检查有影响，可以产生抑制前庭反应的作用。中枢神经药物可能造成扫视试验、凝视试验及平滑跟踪检查异常。治疗高血压、心脏病等必需药可不停用。

（2）化妆情况：受试者应避免化妆，如涂睫毛膏、画眼线等。如果有类似情况，摄像头很难准确记录眼球的运动，从而影响测试结果。

（3）精神状态：受试者检查前应保证充足的睡眠，避免体力劳动和剧烈体育运动。检查前不能饮酒，应保持空腹以免检查中恶心呕吐。检查结束后尽量不要自行驾驶车辆。

（4）其他：检查者需在测试前确保受试者按要求做好检查准备工作，包括耳鼻咽喉科医师是否清洁过受试者外耳道。对于不按要求执意要做检查的受试者，可以进行测试，但报告中注明情况（如服用镇静安眠药物或前庭抑制剂）。

2. 仪器准备　每天测试前检查眼罩摄像头和眼动记录系统是否运行正常，以保证检查顺利进行。检查眼罩与计算机之间的数据线连接是否紧密，前庭刺激器是否正常工作，冷热气温度是否正常。

3. 检查者要求

（1）了解病史：检查者在配戴眼罩的过程中可了解受试者的检查目的、主诉、病史和其他检查结果（如头颈部CT、核磁或血管超声等检查）。

（2）讲解测试要求：检查者向受试者简单介绍检查操作流程并得到受试者同意，确保受试者理解检查要求。尤其对于重度听力损失的患者，在测试前需要预先讲解测试要求，如数据采集中不能眨眼，温度试验灌气后要进行心算等。

（3）其他：检查者要求受试者安静30min左右再进入检查室，检查后受试者不得马上离开，需留观30min，确保受试者无明显眩晕症状后再允许离开。前庭刺激检查当天不能重复进行，如果需要复查，至少间隔2～3天。

【数据采集】

本部分内容主要介绍自发性眼震检查、定标、凝视试验、平滑跟踪试验、扫视检查、视动性眼震试验以及前庭双温试验的操作内容。需要说明的是，要先进行定标，最后进行前庭双温试验，其他各项检查的顺序没有规定，可以根据时间和检查目的合理安排。

（一）定标

对于视频眼震图要做眼动转动角度定标（calibration），就是要标定眼球转动一定角度为多少像素。调整受试者与视靶之间的距离，标记并固定受试者的位置，并在软件中进行设置。临床常用扫视检查进行定标。

以扫视定标为例，定标刺激光点分为中心位置点、水平方向的左右位置点。光点位置和受试者眼球需要保持在同一高度。

左/右定标光点位置与眼球连线相当于眼球从中心位置向左或向右转动30°。光点移动顺序随机呈现。必要时可增加垂直方向的上下位置光点（图8-1-3）。

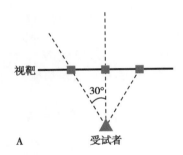 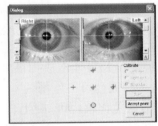 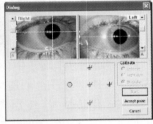

B　Calibration dialog: calibration in process

图 8-1-3　定标

A. 受试者相对于视靶的位置关系及定标光点位置；B. 定标程序，打钩代表定标点通过，必要时可手动接受。

（二）扫视试验

扫视试验（saccade test）主要评估的是受试者快速跟踪目标的能力。视靶在水平0°和±30°三个位置（参考定标光点位置）随机出现，光点在相邻两个位置出现间隔时间为1～2s，检查时间设置为20～30s以上。

要求受试者盯住视靶并保持头部固定，眼球寻找视靶。视靶移动后，眼球立刻转动。软件自动记录受试者瞳孔移动轨迹，并与视靶移动轨迹比较进行分析。

结果分析参数包括准确度、潜伏期和速度。眼动幅度与靶点移动幅度的百分比称为准确度，正常为70%～115%。扫视异常分为过冲和欠冲，即眼球运动总是落后于或者超过视靶光点。通过准确度分析判断是否欠冲或过冲，准确度低于70%为欠冲，高于115%为过冲（图8-1-4）。

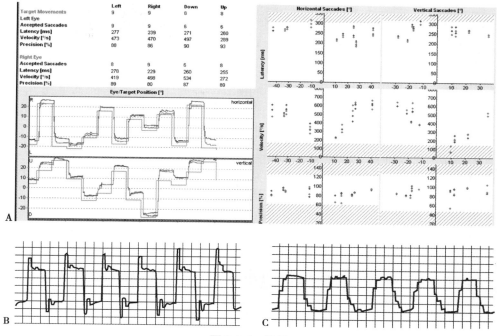

图 8-1-4　扫视

A. 正常扫视图；B. 过冲，扫视幅度大于要达到视靶需要的幅度；C. 欠冲，扫视幅度不足以到达视靶位置。

　　相比固定位置移动，视靶随机移动方式检测中枢异常敏感性高。因为受试者在视靶固定位置移动时可以快速学习并调整。扫视异常提示中枢问题。

扫视试验

（三）平滑跟踪试验

　　双眼注视并跟踪视野中连续移动视靶的过程称为平滑跟踪试验（smooth pursuit test）。受试者头固定于正中位，注视视靶，眼睛缓慢跟随视靶的移动，头部保持不动。视靶在水平 0° 和 ±30° 之间往复做正弦波摆动，运动频率在 0.1～0.7Hz，检查时间设置为 30s 以上或两个完整的移动周期。

平滑跟踪试验

　　要求受试者保持头部不动，瞳孔跟随视靶移动，准确跟随，既不能快也不能慢。记录受试者眼球移动轨迹，和视靶移动轨迹比较进行分析。

　　眼动曲线与视靶轨迹完全吻合且光滑正弦曲线属于Ⅰ型，有少许眨眼干扰且光滑正弦曲线上附有少量阶梯状扫视波属于Ⅱ型，Ⅰ型Ⅱ型属正常结果（图 8-1-5A），当眼动轨迹不能与视靶轨迹吻合且曲线不光滑呈阶梯状属于Ⅲ型，波形完全紊乱属于Ⅳ型，Ⅲ和Ⅳ型结果为异常（图 8-1-5B）。结果若出现异常，至少重复检查一次。

　　如前所述，结果通过观察和分析视靶轨迹和记录眼动轨迹图形，对曲线类型进行分型。平滑跟踪试验的结果异常时，应排除受试者注意力不集中、疲劳以及服用中枢性药物等情况。另外老年人经常出现跟随结果不佳的情况，应该考虑到

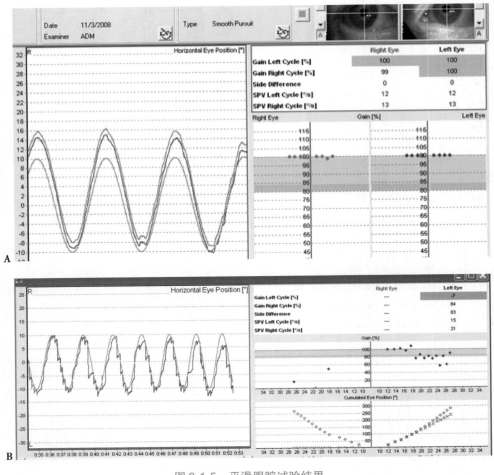

图 8-1-5 平滑跟踪试验结果
A. 正常结果；B. 异常结果。

老年人眼睑下垂或对指令理解不到位造成的异常结果。如果瞳孔相比视靶提前移动，通常是因为受试者焦虑或精神不集中，应该重新指导。平滑跟踪试验结果异常时，通常表明病变来自中枢。

（四）视动性眼震试验

正常人注视前方同一方向移动视靶的时候，会产生反跳眼震，即眼动快慢交替，双侧对称且眼震快相与视靶移动方向相反，检查这种视功能的检查称为视动性眼震试验（optokinetic test）。

视靶由一组光条组成，移动速度通常设定为 20°/s 和 40°/s。左右各移动一次，一次检查设置为 10s 左右。结果分析包括眼震方向、幅度及双侧是否对称，以及增益情况。

要求受试者直视前方视靶，如果受试者配合不佳，可以让其计算从眼前经过的光条数目，避免对视动性眼震的抑制。此项检查易造成受试者不适，时间不宜过长。

在每个刺激方向量取一段视动眼震，分析计算出慢相角速度平均值，正常结果：平均 $SPV_{眼震}/V_{靶点}>75\%$，双向对称，即为正常。异常结果表现为某一方向眼震强度减弱，导致双向视动不对称。

视动性眼震试验表现为不对称、减弱或消失，主要提示中枢性异常。但出现两个方向视动眼震都减弱时要注意，即双向视动眼震强度不随刺激速度增快而增大，排除由于不配合出现的视动性眼震抑制。出现不对称至少重复检查一次并结合临床分析速度减弱的原因（图 8-1-6）。

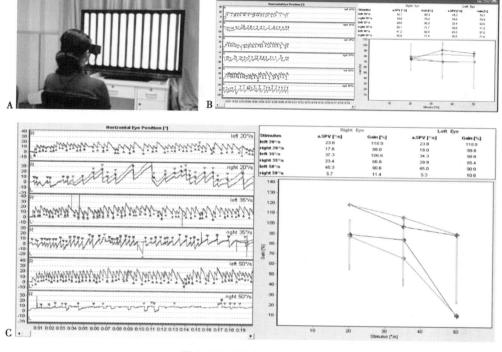

图 8-1-6　视动性眼震试验

A. 视动性眼震试验场景及检查视靶；B. 正常结果；C. 靶点以 50°/s 移动时，右向眼震强度小于左向的 50% 以上，结果示不对称。

（五）凝视试验

凝视试验（gaze test）主要测试在不同条件下眼位维持系统的功能，即检测在中心位和在水平方向和垂直方向上眼球位置偏离中心位后正视前方时出现的眼震的检查。临床常做的是水平方向上的检测。视靶在水平 0° 和 ±30° 三个位置出现，受试者分别注视三个位置的视靶，每个位置记录至少 20s。无眼震或眼震小于 6° 为凝视眼震试验阴性（图 8-1-7A）。若眼震不消失，记录眼震类型和方向（图 8-1-7B）。紧张焦虑或过度警觉的患者也可能出现凝视异常。

视动性眼震
试验

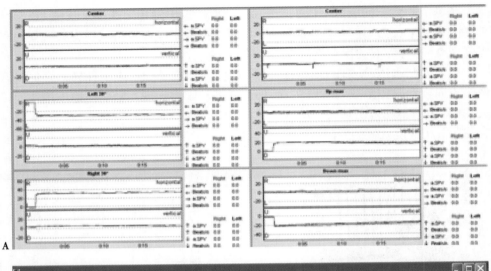

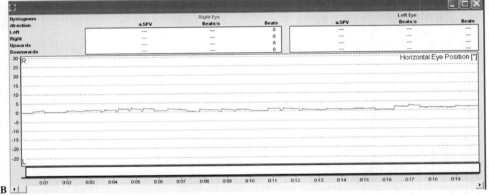

图 8-1-7 凝视试验

A. 凝视试验结果的正常图形；B. 凝视方波急跳，通常为中枢神经系统损伤（小脑疾病、进行性核上瘫、大脑半球疾病），受试者可能伴随步态问题。

（六）自发性眼震

遮挡住受试者眼罩，在没有任何视靶刺激下的暗环境观察眼震，嘱受试者眼睛向前看，出现眼震被称为自发性眼震（spontaneous nystagmus）。观察时间尽可能长，通常至少 1min。如果记录到自发性眼震，需进一步分析眼震的方向、大小和类型以及持续时间等。2°以下的自发性眼震可忽略不计（图 8-1-8）。

凝视试验

（七）前庭双温试验

前庭双温试验（caloric test）是向受试者外耳道分别灌注冷水（气）和热水（气）诱发前庭反应，再通过眼震的各项参数（主要是慢相角速度）分析反应的强弱，评估外半规管的功能，本文以灌气方式进行描述。临床上用于评定单侧外半规管功能，是一项重要的前庭功能检查技术。

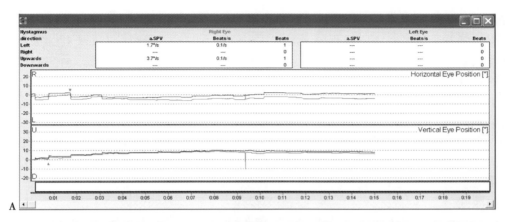

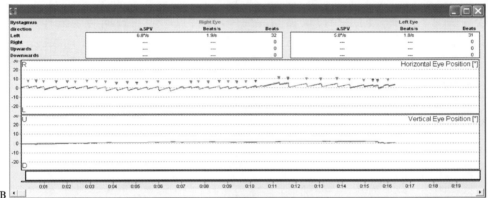

图 8-1-8 自发性眼震检查结果
A. 无自发性眼震;B. 水平自发性眼震。

刺激器温度:冷气 24℃和热气 50℃/冷水 30℃和热水 44℃。

受试者取仰卧位,并且保持头部抬高与水平面成 30°,使外半规管处于垂直位置,灌注冷热气前应记录是否有灌气位置的眼震,若出现眼震,记录其方向和大小,在前庭双温试验结束后分析结果时,要考虑灌气位置的眼震是否造成影响(图 8-1-9)。

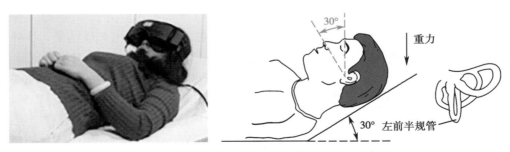

图 8-1-9 前庭双温试验的受试者体位照片和示意图

前庭双温试验

试验前向受试者讲解灌气过程中或灌气后可能会出现眩晕的情况。嘱咐受试者在灌气过程中或灌气后记录眼震时睁大眼睛，尽量不眨眼。灌气试验时需将刺激器耳套靠近外耳道口，确认冷热气能吹进外耳道后再向内灌气，灌气时间通常可设定为 40s。灌气过程中可以让受试者心算（如从 100 开始向下递减 2），保持受试者的觉醒水平，防止眼震被中枢抑制。

测试顺序为先冷气（右耳或左耳优先）后热气（右耳或左耳优先），左右耳交替进行，如刺激顺序为右冷、左冷、右热、左热。为避免前一次刺激对后一次灌气结果的影响，一般建议两次灌气间隔 3～5min，或前一次眼震完全消失后再进行下一次灌气。

每次灌气完成后询问受试者状态，以便及时处理受试者可能存在的恶心或呕吐等情况。眼震方向遵循冷反热同的规律，灌冷气时眼震方向与刺激耳方向相反，灌热气时眼震方向与刺激耳方向相同，如向右耳灌冷气时出现左向眼震，向右耳灌热气时出现右向眼震。计算温度试验反应眼震的最大慢相角速度。图 8-1-10 为 VNG 测试流程。

前庭双温试验结果有两个参考值，单侧减弱（unilateral weakness，UW）和优势偏向（directional preponderance，DP）。计算公式如下。

$$UW = \frac{(CR + WR) - (CL + WL)}{CR + WR + CL + WL} \times 100\%$$

式中，C 为冷刺激，W 为热刺激，R 为右耳，L 为左耳。UW 参考正常范围为 0～25%。也可根据实验室自定义正常值。

优势偏向计算公式如下。

$$DP = \frac{(CR + WL) - (CL + WR)}{CR + WL + CL + WR} \times 100\%$$

DP 值的参考正常范围为 0～30%，大于 30% 为存在优势偏向，也可以自定义实验室正常值。实际测量中不能完全依赖软件判断分析结果，有时需要手动选择最大前庭反应范围，即选择固视前眼震连续且个数较多的区域，避免眼动和离散眼震对结果的影响。

鼓膜穿孔的受试者比正常受试者对前庭双温试验冷热气刺激的反应大，因为实际接受刺激强度大于正常耳，需在结果中注明鼓膜穿孔，此时比较双侧不对称性要考虑由于穿孔造成的假性结果，如双侧正常外半规管功能由于一侧穿孔，穿孔侧较未穿孔侧反应强烈，造成未穿孔侧外半规管功能减弱的假阳性结果。另外可进行甩头试验等其他检查。图 8-1-11 为视频眼震图报告单。

前庭双温试验双侧外半规管功能正常要满足两个条件：①左右耳冷热气诱发眼震反应绝对值之和均大于 12°/s，且 UW 值在参考正常范围 0～25%，若 UW＞25%，为冷热气诱发眼震反应绝对值之和较小一侧外半规管功能减弱；②若左右耳冷热气诱发眼震反应绝对值之和均小于 12°/s，则无论 UW 是否在参考正常范围，都应判为双侧外半规管功能减弱。具体见下面几种检查结果分析。

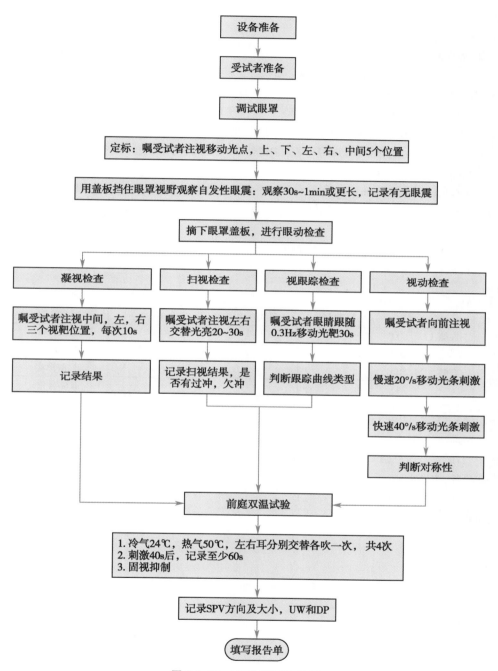

图 8-1-10　VNG 测试流程图

姓名（Name）_____性别（Gender）___年龄（Age）___编号（No.）_____门诊/住院号（Clin.No.）___

1. 定标试验（Calibration Test）： 正常 / 异常

2. 自发性眼震（Spontaneous Test）：

    无 / 有（水平向：左_____°/s 右_____°/s 垂直向：上_____°/s 下_____°/s）

3. 凝视试验（Gaze Test）： 正常 / 异常

4. 扫视试验（Saccade Test）： 正常 / 异常（过冲/欠冲）

5. 视跟踪性眼动反应（Smooth Pursuit Test）：Ⅰ型 Ⅱ型 Ⅲ型 Ⅳ型

6. 视动性眼动反应（Optokinetic Test）：左右向视动反应：对称/不对称

7. 位置试验（Positional Test）：

    ① 转颈试验（Head Torsion Test）：   ③ Dix-Hallpike试验（Dix-Hallpike Test）：

    阴性/阳性（右转颈_____左转颈_____）   阴性/阳性

    ② 滚转试验（Roll Test）：

    阴性/阳性（右侧翻身_____左侧翻身_____）

（上 / 右 □ 左 / 下）

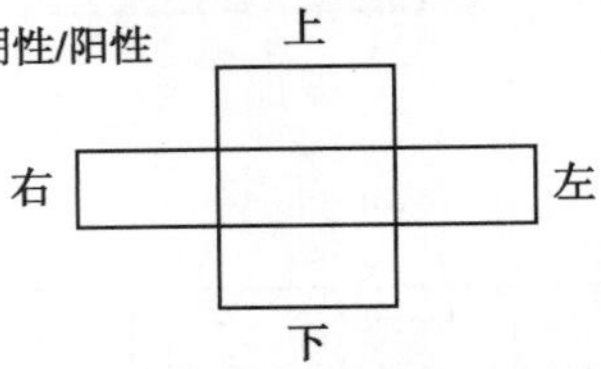

8. 双温试验（Caloric Test）：   疲劳试验（Fatigue Test）：阴性/阳性

气 温	眼震方向	最大慢向速度（V_{max}）/（$° \cdot s^{-1}$）	固视抑制
左侧（L）50℃			正常/异常
24℃			正常/异常
右侧（R）50℃			正常/异常
24℃			正常/异常

① 灌水位眼震：无/有（水平向：左_____°/s 右_____°/s 垂直向：上_____°/s 下_____°/s）

② 两侧不对称比：

    Left / Right   UW=   %   （参考正常值范围0~25%）

③ 眼震方向优势分析：

    Left / Right   DP=   %   （参考正常值范围0~30%）

印象：

检查者：_____

测试日期：   年   月   日

图 8-1-11 视频眼震图报告单

1. 受试者双侧外半规管冷热气诱发眼震反应绝对值相加均大于 12°/s，且不对称比 UW 在参考正常范围，所以结果为双侧外半规管功能正常（图 8-1-12）。

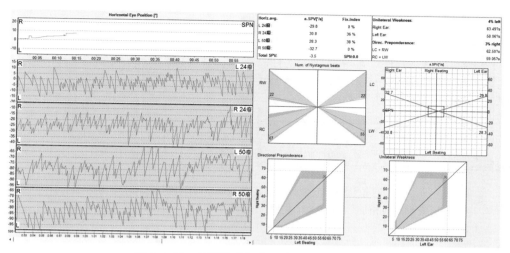

图 8-1-12 双侧外半规管正常 VNG 结果示例

冷热气反应绝对值相加，右侧 63.49，左侧 58.06，均大于 12°/s，且不对称比 4% 在正常范围。

2. 虽然双侧冷热气诱发眼震反应绝对值相加均大于 12°/s，但是不对称比异常，为左侧外半规管功能减弱（图 8-1-13）。

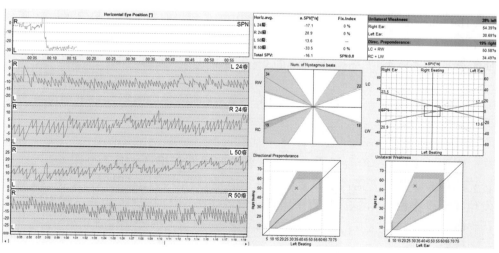

图 8-1-13 左侧外半规管功能减弱 VNG 结果示例

冷热气反应绝对值相加，右侧 54.39，左侧 30.69，均大于 10°/s，不对称比 28% 为异常。

3. 双侧冷热气诱发眼震反应绝对值相加均小于 12°/s，结果为双侧外半规管功能减弱（图 8-1-14）。

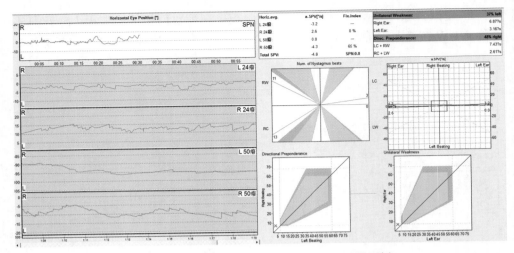

图 8-1-14　双侧外半规管功能减弱 VNG 结果示例

冷热气反应绝对值相加，右侧 6.87，左侧 3.16，均小于 12°/s，为双侧外半规管功能减弱。

（刘　刚）

第二节　位置试验

位置试验主要用于良性阵发性位置性眩晕（benign paroxysmal positional vertigo，BPPV）的诊断，即在不同诱发体位记录眼震方向和大小，确定耳石脱落的侧别和位置，进而采取对应的复位治疗。其中滚转试验（roll test）用于诊断外半规管 BPPV，Dix-Hallpike 试验用于诊断后（前）半规管 BPPV，后半规管 BPPV 最常见。从耳石着落和活动部位可分为嵴帽结石病（cupulolithiasis）和管结石症（canalithiasis）。临床半规管 BPPV 多于嵴帽结石症。图 8-2-1 为 BPPV 评估流程图。

【测试环境】

测试房间同第一节。测试设备同第一节（无需冷热刺激器），或不用设备而采取床旁检查的方式。

【测试准备】

需要注意的是，检查前应询问受试者的颈椎和腰椎活动是否受限，是否能配合完成检查。检查者需向受试者讲解在检查的过程中需记录眼球的运动，每个诱发位置至少停留 30s，这个过程中出现眩晕等症状应及时说明，检查过程中始终保持睁眼状态并注视前方。如受试者不能耐受检查，应及时停止检查。

【测试步骤】

1. 定标　同前庭视频眼震图检查。

2. 观察自发性眼震　记录眼震的方向、幅度及持续时间等。

3. 滚转试验

（1）受试者平躺在诊床上，头靠近诊床边缘并前倾 30°，使外半规管处于垂直平面（图 8-2-2）。要求受试者眼睛始终注视前方。

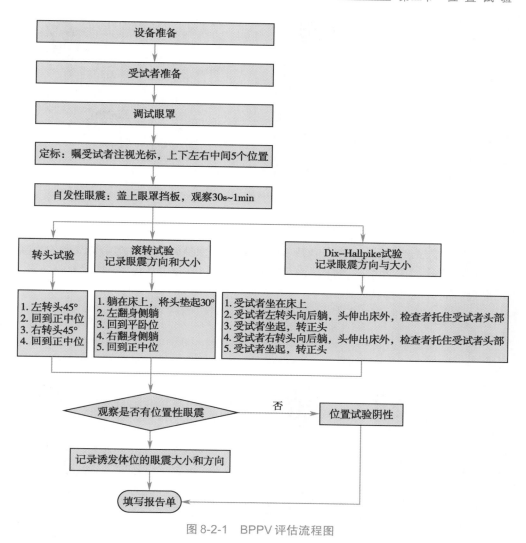

图 8-2-1 BPPV 评估流程图

（2）让受试者向左翻身 90°，侧躺并观察眼睛或记录眼震（图 8-2-3）。如果有眼震，需保证记录直到眼震出现最大值，如果眼震持续不减弱，记录时间应持续 1～2min。让受试者回到平卧位，并观察 30s 左右。然后让受试者向右翻身 90°，侧躺并观察眼睛或记录眼震。最后让受试者回到平卧位。

（3）如果受试者无剧烈反应可以重复诱发眼震的体位，再次观察眼震是否减弱，即判断是否有疲劳性。眼震减弱即有疲劳性，疲劳性也是 BPPV 的发作特点。

4. Dix-Hallpike 试验

（1）受试者在诊床上取坐位，所处位置需保证受试者躺下时肩部与诊床边缘齐平，头部可悬出诊床。让受试者头部向测试耳转动 45°（图 8-2-4）。检查者可以面向受试者站立，并扶住受试者的头部，也可以站在诊床尽头即受试者的身后，当受试者躺下时扶好受试者的头部。两种站位都要确保受试者的安全。

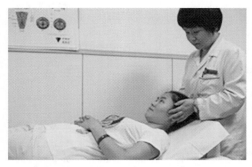
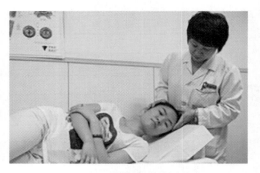

图 8-2-2　滚转试验时受试者取平卧位,头前倾 30°

图 8-2-3　滚转试验左侧卧位

（2）让受试者向后躺,检查者扶好受试者头部保持转头的角度,受试者的头部探出诊床边缘并下垂至于诊床平面成 20°～30° 角（图 8-2-5）。嘱受试者向前看。观察眼震的方向及持续时间。

（3）受试者坐起同时保持 45° 转头,待坐直后嘱受试者睁好眼睛一直向前看,观察眼震。

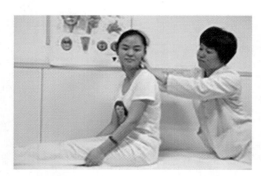
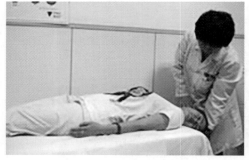

图 8-2-4　Dix-Hallpike 试验坐位

图 8-2-5　Dix-Hallpike 悬头位（测试耳为左侧）

【测试结果分析】

1. 滚转试验　表 8-2-1 列出了滚转试验结果分析。图 8-2-6 为向地性眼震,图 8-2-7 为背地性眼震。

2. Dix-Hallpike 试验　表 8-2-2 为左侧 Dix-Hallpike 试验结果,表 8-2-3 为右侧 Dix-Hallpike 试验结果分析。图 8-2-8 为左侧后半规管 BPPV。

滚转试验

表 8-2-1　滚转试验结果分析

眼震方向	潜伏期	持续时间	BPPV 类型
向地性	有	短	外半规管 BPPV
背地性	无或少	长,通常大于 60s	外半规管嵴帽结石症

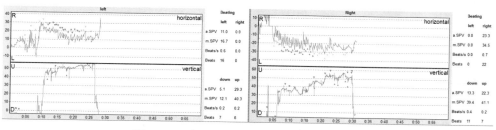

图 8-2-6 右侧外半规管 BPPV 的 VNG 表现

向左翻身时记录到向左的眼震,向右翻身时记录到向右的眼震,为向地性眼震且右侧眼震明显大于左侧翻身位诱发出的眼震。

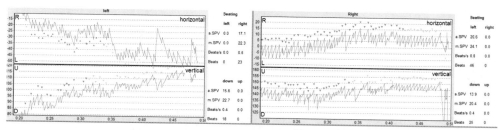

图 8-2-7 左侧外半规管嵴帽结石症且伴有垂直向下自发性眼震的 VNG 表现

向左翻身时记录到向右的眼震,向右翻身时记录到向左的眼震,为背地性眼震,且持续时间大于 60s。

表 8-2-2 左侧 Dix-Hallpike 试验结果分析

受累半规管	坐位到左垂头位	左垂头位回坐位
左后半规管	上跳性眼震,向左侧旋转	下跳性眼震,向右侧旋转
右前半规管	下跳性眼震,向右侧旋转	上跳性眼震,向左侧旋转

表 8-2-3 右侧 Dix-Hallpike 试验结果分析

受累半规管	坐位到右垂头位	右垂头位回坐位
右后半规管	上跳性眼震,向右侧旋转	下跳性眼震,向左侧旋转
左前半规管	下跳性眼震,向左侧旋转	上跳性眼震,向右侧旋转

【注意事项】

1. 从坐位到躺下,时间尽量快,在 2s 以内,有些受试者活动受限动作缓慢,结果会受影响。

2. 记录至少 30s,保证记录到可靠的眼震最大值,除非受试者出现疼痛、恶心或严重焦虑情况,如果眼震持续不减弱同样像滚转试验要记录 1~2min。

3. 必要时如老年人或活动不便的受试者还需要家属陪同,与检查者一起保护受试者。图 8-2-9 为 BPPV 检查报告单。

Dix-Hallpike
试验

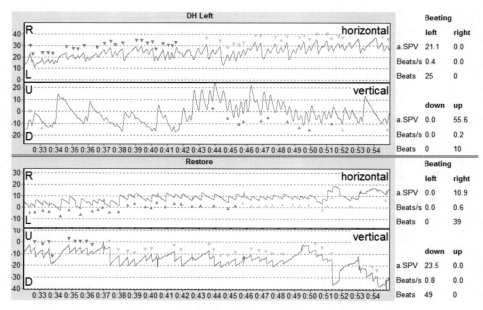

图 8-2-8 左侧后半规管 BPPV 的 VNG 表现

左悬头位诱发出向左向上眼震,坐起后眼震方向变为向右向下眼震。

姓名（Name）_____性别（Gender）___年龄（Age）___编号（No.）_____门诊/住院号（Clin.No.）___

1. 定标试验（Calibration Test）： 正常 / 异常

2. 自发性眼震（Spontaneous Test）：

无 / 有（水平向：左 _____°/s 右 _____°/s 垂直向：上 _____°/s 下 _____°/s）

3. 位置试验（Positional Test）：

① 滚转试验（Roll Test）： 阴性/阳性

动作	眼震大小及方向/（°·s⁻¹）
向左翻身	
左卧位至平卧位	
向右翻身	
右卧位至平卧位	

疲劳试验（Fatigue Test）： 阴性/阳性

② Dix-Hallpike试验（Dix-Hallpike Test）： 阴性/阳性

动作	眼震大小及方向/（°·s⁻¹）
左垂头	
左垂头位至坐位	
右垂头	
右垂头位至坐位	

疲劳试验（Fatigue Test）： 阴性/阳性

图 8-2-9 BPPV 检查报告单示例

（刘 刚）

第三节 头脉冲试验

头脉冲试验(head impulse test，HIT)，也被称为甩头试验(head thrust test，HTT)，即受试者快速、被动、小幅转头，观察记录在甩头的过程中是否出现补偿性眼动，是一种快速安全评估半规管功能的床旁检查。可以分别测试全部 6 个半规管系统功能。视频头脉冲试验(video-head impulse test，vHIT)，是一种用视频记录仪来进行头脉冲试验的技术。图 8-3-1 描述了 vHIT 位置模式。

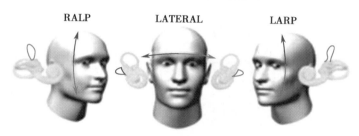

图 8-3-1 改良的 vHIT 位置模式图(Macdougall 等，2013)

【测试环境】

1. 测试房间 临床主要应用视频头脉冲试验采集受试者转头时眼球的运动变化。检查环境光线不可太暗，保证佩戴眼罩可清晰地看到瞳孔。受试者眼部化妆会对检查造成影响。在受试者前面墙面上贴好视靶，距离视靶 1m 的位置放置并固定座椅。座椅高度保证受试者眼部与视靶齐平。

2. 测试设备 视频头脉冲试验包括眼罩(图 8-3-2)和眼动记录系统两部分。

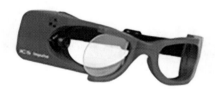

图 8-3-2 vHIT 眼罩

【数据采集】

1. 操作要点 检查者需询问受试者颈椎活动是否受限。眩晕急性发作期及颈椎活动受限的受试者不适合这项检查。需要注意以下操作要点。

(1)幅度：转头幅度小于 15°～20°，超出此范围系统会提示过冲。

(2)速度：转头速度快，水平和垂直角速度在 200°/s，系统会提示检查者转头的速度过快或过慢。

(3)随机性：检查者随机由左向右或由右向左(向上或向下)转动受试者头部，随机选择甩头方向，以保证不被受试者预判。

2. 校准 佩戴好眼罩，绷紧连接眼罩束带，保证在转头的过程中不出现眼罩滑脱。首先进行校准程序，嘱受试者盯住眼罩射在墙面上的激光光靶，头部保持不动，眼睛跟随激光光靶移动。

3. 正式测试

(1)外半规管检查：要求受试者盯住视靶，向右转头测试右侧外半规管，向左转头测试左侧外半规管。

（2）右前左后半规管检查：将受试者头向左转 45°，嘱受试者盯住视靶，一手托住受试者下巴，一只手放受试者头顶，向前倾头测试右前半规管或向后仰头测试左后半规管。

（3）左前右后半规管检查：将受试者头向右转 45°，嘱受试者盯住视靶，向前倾头测试左前半规管或向后仰头测试右后半规管。

图 8-3-3 为视频头脉冲试验检查流程图。

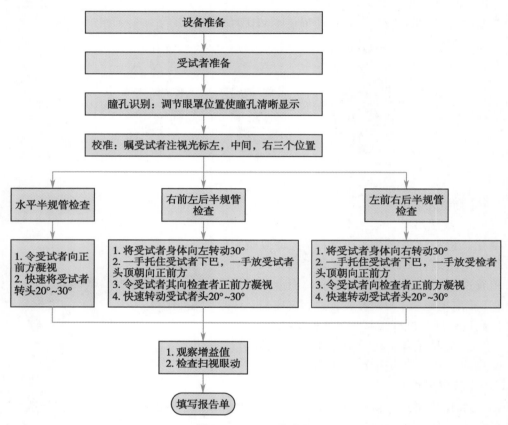

图 8-3-3　vHIT 流程图

【测试结果分析】

1. 异常结果　检查会记录到补偿性扫视眼动波，甩头结束后出现的扫视眼动为显性扫视眼动，甩头结束前出现的扫视眼动为隐性扫视眼动（图 8-3-4）。有研究在老年人中观察到了与头动方向一致的快速眼动，被称为隐性抗补偿快速眼动（covert anti-compensatory quick eye movements，CAQEM）。

2. 增益值　即眼球运动角速度与头动角速度的比值，正常值参考范围 0.8～1.2。头动速度在最佳范围，眼动在头动之后，记录图形无伪迹。所谓最佳头动速度是指水平向头动速度下限为 100°/s，上限为 250～300°/s；垂直向头动速度下限为 50°/s，上限为 200°/s。参考正常范围，外半规管 <0.8 为阳性，前/后半规管 <0.7 为阳性（图 8-3-5）。

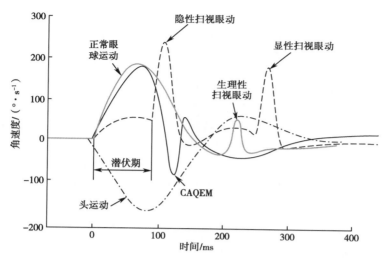

图 8-3-4 vHIT 角速度 - 时间轨迹模式图

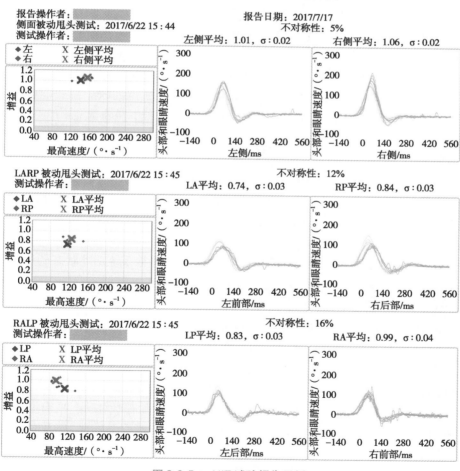

图 8-3-5 vHIT 试验报告示例

可见外半规管增益大于 0.8，前 / 后半规管增益大于 0.7。

（刘　刚）

第四节　动态姿势描记检查

在日常生活中，人体依靠前庭觉、视觉和本体觉三个系统的协调作用来维持身体平衡，三个系统称为平衡三联。人体在维持平衡的过程中，一项重要的任务是以足底为支持面控制人体的重心。其中，前庭系统主要作为感受重力和运动中加速度信息的感受器，在姿势控制中起重要作用。前庭系统不仅是一个感受系统，同时也是一个运动控制系统。作为感受系统，前庭系统为中枢神经提供头部的位置和运动信息以及重力信息。中枢神经利用这些传入的信息，再整合其他系统的信息（例如本体觉系统和视觉系统），从而反映出整个人体的位置和运动状态，以及人体与周围环境的关系。前庭系统也直接参与人体的运动控制过程，中枢神经接收来自不同感觉系统（前庭、本体觉、视觉系统）的信息后，利用下行神经通路，以控制头部和人体的稳定以及协调人体各运动效应器的运动。

人体动态平衡的过程包括感觉传入和运动传出两大部分。其中，感觉传入包括，环境刺激作用于人体的前庭觉（重力信息、角加速度，线加速度）、视觉（明亮、黑暗）、本体觉（支持面坚实、松软）系统，再由中枢系统对这些传入的信息进行比较、选择、整合等处理，以确定身体的姿势和方位；传出系统包括，由中枢系统根据各种传入信息制定运动方案，选择运动策略并选择肌肉的收缩模式，通过各种反射弧作用于踝部肌肉、腿部肌肉、躯干肌肉，从而产生随意运动，维持人体的平衡。

动态姿势描记检查可对上述人体动态平衡过程进行定量检查。

【测试环境】

1. 测试房间　测试环境无特殊要求，需光线充足，动态平衡仪周围无其他物品，仪器尽量避免靠墙摆放，以免对受试者造成视觉和心理上的影响。

2. 测试设备

（1）动态平衡仪：动态平衡仪是评价前庭及其他感觉系统功能状态的仪器，主要由动态平台、静态平台、电脑、视窗等组成（图 8-4-1）。其原理是通过记录压力传感器上的力学信号，将其转换为数字信号输入电脑，然后通过电脑软件系统进行处理分析，动态显示受试者的重心运动轨迹，从而评价受试者的平衡功能。

（2）防摔倒背心：为受试者穿戴好防摔倒背心，并将背心固定于动态平衡仪上（图 8-4-2），确定其系紧牢固方可进行测试。

【测试前准备】

1. 检查测试设备　进行平衡功能测试之前，检查者需要对动态平衡仪进行检查，确保平衡台保护装置正常，平衡板平行于水平面。若设备异常，应及时更换或进行校准。

2. 病史采集　测试者通过向受试者询问病史，包括主诉、现病史、既往史、家族史等，了解受试者的眩晕和平衡功能的概况，以便预想测试中可能出现的状况，例如突然跌倒、晕厥等，准备相应的应对措施。

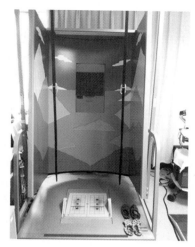

图 8-4-1 动态平衡仪

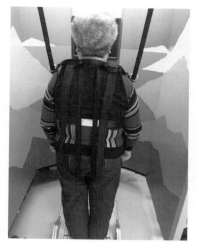

图 8-4-2 受试者穿戴好防摔倒背心

3. 受试者准备 根据受试者身高,让其站立在系统自动给定的位置上(图 8-4-3),分为 S、M、T 三个位置。将保护外套和悬挂绳索系紧,注意不要让绳索绷紧,而是处于自然状态,避免让受试者感觉悬挂于平衡台上,进而对测试结果造成影响。要求受试者双眼平视前方,双手下垂直立在平台,双眼平视前方,提醒受试者平衡台的背景和脚下的平板会晃动,尽力掌握平衡以免跌倒,同时也要告知受试者避免过度紧张,尽量放松,自然站立即可。

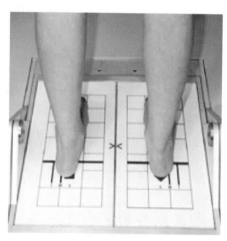

图 8-4-3 要求受试者双脚站立于平衡台指定的位置

4. 建立受试者档案 使用动态平衡仪自带数据库输入受试者基本信息,包括姓名、性别、出生日期、身高。由于测试结果的评定标准值和测试过程中的测试强度与年龄和身高均有关,因此应如实填写两项内容。

【测试项目】

测试具体步骤详见图8-4-4。动态平衡仪含多种个性化的平衡测试项目和康复项目,通常选择4项测试内容,包括感觉统合测试(sensory organization test,SOT)、运动控制测试(motor control test,MCT)、平衡适应测试(adaption test,ADT)和稳定极限测试(limit of stability,LOS)。

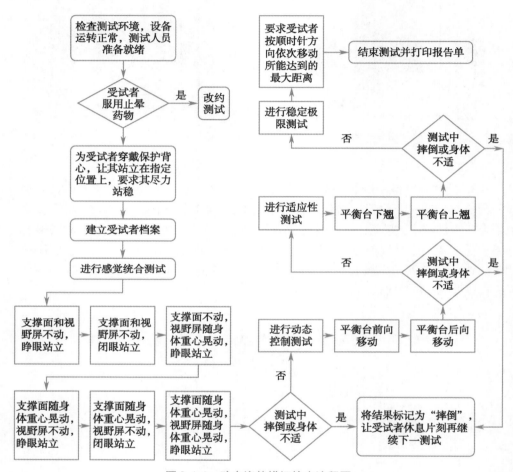

图8-4-4 动态姿势描记检查流程图

1. 感觉统合测试

(1)测试目的:测试受试者能否有效利用前庭觉、本体觉和视觉输入信息进行平衡控制以保持姿态稳定的能力,并识别姿态不稳是由于各种感觉系统障碍所致。

(2)测试内容:通过平衡台仪器,设置三类感觉相互作用的6种状态(图8-4-5),分别为:①状态1,平台和视景不动,睁眼站立;②状态2,平台和视景不动,闭眼站立;③状态3,平台不动,视景随动,睁眼站立;④状态4,平台随动,视景不动,睁眼站立;⑤状态5,平台随动,视景不动,闭眼站立;⑥状态6,平台和视景随动,睁眼站立。

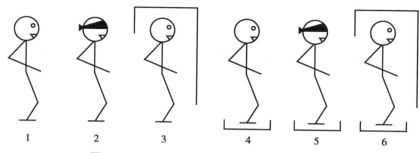

图 8-4-5　6 种不同状态的感觉统合测试示意图

不同状态下，各感觉系统的参与情况如表 8-4-1 所示。

表 8-4-1　不同环境下各感觉系统的参与情况

测试状态	前庭觉	本体觉	正确视觉	错误视觉
1	√	√	√	×
2	√	√	×	×
3	√	√	×	√
4	√	×	√	×
5	√	×	×	×
6	√	×	×	√

2. 运动控制测试

（1）测试目的：评定自动运动系统在受到预料不到的外界干扰后能否快速恢复正常姿态的能力。

（2）测试方法：要求受试者双眼平视前方，双手下垂直立在平台上。平台会突然向后或向前移动，这时受试者必须快速调整身体平衡，以恢复正常的平衡姿态。

（3）测试参数：①体重分布对称性；②反应潜伏期；③双腿反应强度。

3. 平衡适应测试

（1）测试目的：评定受试者在支撑面突然发生改变时，保持身体平衡所需要的施加在支撑面的力的大小、反应潜伏期和多次测试的适应性能力。

（2）测试方法：要求受试者双眼平视前方，双手下垂，站立在平台上。平台会上翘或下俯，连续做 5 次以观察其适应能力。

（3）测试参数：力反应，又称摆动能量值，是对抗平台突然上翘或下俯引发的晃动所需要施的力。

4. 稳定极限控制能力测试

（1）测试目的：测试人体各方向移动重心的最大限度。

（2）测试方法：依次要求受试者向前、右前、右、右后、后、左后、左、左前 8 个方向移动，并保持重心稳定。受试者需尽快、尽量准确、尽可能移动到稳定极限范围边界。

（3）测试参量：①反应时间；②位移速度；③最大移动距离和终点稳定性；④方向性。

（4）临床意义：量化人体移动重心的能力，即可使身体向某一方向倾斜，而不失去平衡、不跨步、不用任何扶持的能力。

【测试结果分析】

下文以一位受试者的真实病例为例。

（一）感觉统合测试

任何一种感觉系统都不能在所有状态下提供正确的感觉传入信息。在感觉信息发生矛盾时大脑必须快速选择正确传入信息并排除错误信息，以维持身体平衡，避免摔倒。根据实际临床经验提出如下几种异常类型（表 8-4-2）。

表 8-4-2　异常类型

障碍分型	状态 1	状态 2	状态 3	状态 4	状态 5	状态 6
前庭功能障碍型	✓	✓	✓	✓	✗	✗
	✓	✓	✓	✓	✗	✓
视觉前庭功能障碍型	✓	✓	✓	✗	✗	✗
视觉优势偏向型	✓	✓	✗	✓	✗	✗
	✓	✓	✓	✗	✗	✗
视觉优势偏向 / 前庭功能异常型	✓	✓	✗	✗	✗	✗
本体觉 / 前庭功能障碍型	✓	✗	✗	✓	✗	✗
严重功能障碍型	✓	✓	✗	✗	✗	✗
	✓	✗	✗	✗	✗	✗
	✗	✗	✗	✗	✗	✗
矛盾型	状态 5、状态 6 正常，状态 1～状态 4 任意组成异常					

1. 前庭功能障碍型　表明受试者难以单独利用前庭觉信息保持平衡，当提供足部本体觉和 / 或视觉信息时，平衡稳定性方可在正常范围之内。

2. 视觉前庭功能障碍型　表明受试者难以利用正确的视觉和前庭觉信息，或难以单独利用前庭觉信息保持平衡，当提供足部本体觉信息时，平衡稳定性方可在正常范围之内。

3. 视觉优势偏向型　表明受试者异常依赖视觉信息，甚至当视觉信息错误时也依赖视觉维持平衡，只有提供正确的视觉信息或视觉信息不参与维持平衡过程时，平衡稳定性方可在正常范围之内。

4. 视觉优势偏向 / 前庭功能异常型 视觉优势偏向型和前庭功能障碍型的合并障碍类型。

5. 本体觉 / 前庭功能障碍型 表明受试者难以利用足部本体觉信息和前庭觉信息，或难以单独利用前庭觉信息保持平衡。只有当提供正常的视觉信息时，平衡稳定性方可在正常范围之内。

6. 严重功能障碍型 表明受试者不能依赖前庭觉、本体觉、视觉维持平衡。

7. 矛盾型 对于正常人而言在状态 5、状态 6 维持平衡的难度高于状态 1～状态 4，因此此类型（表现为状态 5、状态 6 正常，状态 1～状态 4 任意组成异常）表明受试者可能有意或无意的夸大测试表现。

该受试者的测试结果如图 8-4-6 所示，各环境下其得分均大于该年龄段的平均水平，此项测试结果正常。

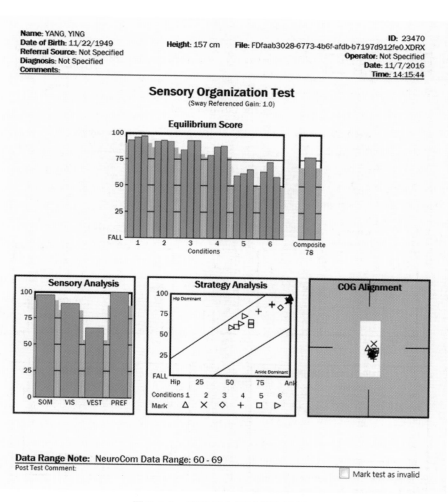

图 8-4-6　感觉统合测试报告示例

（二）运动控制测试

姿态自动反应是平衡遇到外界意外干扰时防止摔倒的第一道防线。欲使姿态自动反应有效进行，就需要反应迅速并结合双腿间良好的协调作用。反应潜伏期延长或者反应幅度降低，姿势自动反应的有效性就会下降，受到外界干扰时就较易跌倒。双腿间体重分布不对称会影响行走等动作的稳定性。反应潜伏期延长提示骨骼肌的生物力学特性发生改变，同时也多见于整个中枢系统的病变。一侧潜伏期延长为中枢神经系统的局部损伤，例如矫形手术术后或脑干中风。单方向潜伏期延长反应中枢神经系统的长环系统的病理改变。当确定潜伏期延长后，再进行肌电图测试可进一步确定是外周或中枢损伤。

运动控制测试与感觉统合测试相结合，可对正常、病损和伪装做出鉴别。这主要是因为运动控制测试不受主观意识的控制且反应快速、重复性较好。

该受试者的测试结果如图 8-4-7 所示，其体重分布对称、反应潜伏期及双腿反应强度均在正常范围内，该项测试结果正常。

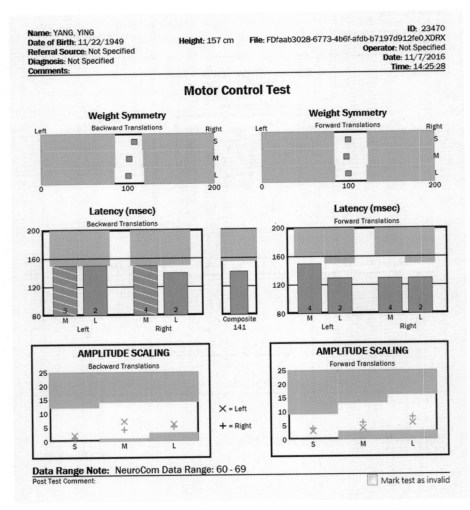

图 8-4-7　运动控制测试结果示例

（三）平衡适应测试

人体在站立姿态下受到影响平衡的干扰时会产生自动反应，正常情况下，反复受到干扰时反应会逐渐减弱，这是一种适应环境的运动适应能力。运动适应能力要求具有适当的踝关节运动范围、肌力和有效的运动控制。在日常生活中经常遇到地面高低不平或上坡下坡等情况，适应性测试异常的人在遇到上述环境时会出现保持姿态稳定发生困难的情况。垂直方向活动困难是适应性控制能力差、踝关节活动能力弱、运动活动范围受限所致。

该受试者的测试结果如图 8-4-8 所示，其各次试验的反应潜伏期均在正常范围内且随次数增加，潜伏期趋于减小，该项测试结果正常。

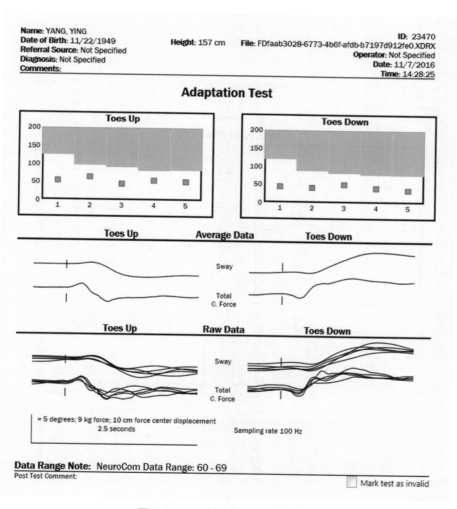

图 8-4-8 平衡适应测试结果示例

（四）稳定极限测试

在稳定极限范围内主动移动重心的能力是完成拿取东西、由坐到站和行走等的基础。反应时长延长通常是认知处理过程困难或有运动性疾病的客观表现，但也有可能是受试者未能明白测试过程，因此要反复讲解、测量，确保测试的效度。运动速度的下降表明中枢神经系统对运动信息的处理能力减弱。在单一动作中不能达到目标距离和方向控制能力差是运动控制异常的指征。最大移动距离减小和终点稳定性减弱是受生物力学限度或心理因素所制约，例如下肢肌力弱或受试者害怕摔倒而人为的限制自己的运动范围。

该受试者的测试结果如图 8-4-9 所示，可以注意到，其在向左后、后、右后三个方向上的最大移动距离减小，说明该受试者存在向后移动重心的障碍或由于害怕跌倒而限制自身向后移动重心，并且该受试者在向右移动时反应时间延长。

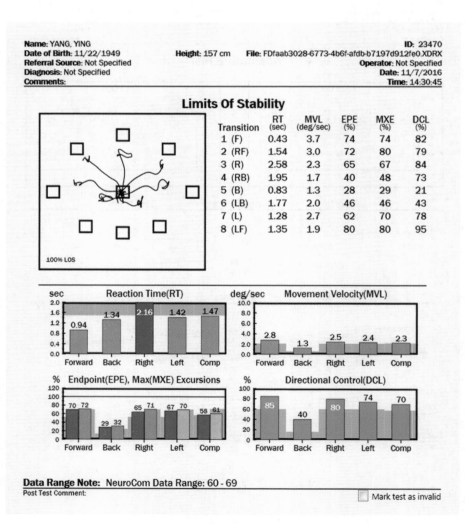

图 8-4-9　稳定极限测试结果示例

【注意事项】

1. 测试前需禁药品　受试者检查前 24h 内禁止服用任何前庭功能抑制剂或镇静药物，如地西泮、谷维素、茶苯海明、盐酸氟桂利嗪、盐酸地芬尼多等。测试前一晚注意保持良好睡眠，避免饮酒。眩晕患者避免在急性发作期进行测试。老年人或身体虚弱者应有家属陪同。

2. 测试过程中需保证受试者安全　检查室应配备糖和前庭功能抑制剂。由于受试者需要空腹进行前庭功能测试和平衡功能测试，并且需要受试者提前 24h 禁服前庭功能抑制剂，因此低血糖者或眩晕急性期患者可能突发眩晕。

（刘冬鑫）

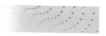 ## 第五节　前庭诱发肌源性电位检查

前庭诱发肌源性电位（vestibular evoked myogenic potentials，VEMP）是由强声刺激内耳中的前庭器官，并在处于紧张状态的胸锁乳突肌或眼斜肌表面记录到的电位，根据记录位置的差别，分别称作颈性前庭诱发肌源性电位（cervical vestibular evoked myogenic potentials，cVEMP）和眼性前庭诱发肌源性电位（ocular vestibular evoked myogenic potentials，oVEMP）。VEMP 可用于测试反应前庭 - 脊髓反射和前庭 - 眼反射通路，尽管在 VEMP 的反应起源部位仍存在争议，但目前其临床应用中参数的设置已有大量研究数据，VEMP 已被证明是临床用于评价前庭功能的电声理测试手段。本操作流程包括 cVEMP 和 oVEMP。cVEMP 波形的典型波为正向波 P_{12} 和负向波 N_{23}，也可称作 P_1 和 N_1。oVEMP 波形为负向波 N_1 和正向波 P_1。

【测试环境】

1. 测试房间　前庭诱发肌源性电位测试时的隔声屏蔽室要求同本章前述章节。

2. 测试设备　测试设备为听觉诱发电位仪，包括各种换能器（如头戴式耳机、插入式耳机和骨导耳机）。测试用耗材包括银盘电极或一次性贴片电极、棉块、95%医用乙醇、摩擦膏和导电膏。

cVEMP 和 oVEMP 测试需要受试者在卧位或坐位条件下测试，因此需准备检查床或检查椅。

【测试前准备】

1. 检查测试设备　进行前庭诱发肌源性电位测试之前，检查者需要对听觉诱发电位仪、换能器等部件进行主观检查，确保仪器设备工作正常。

2. 讲解测试要求　主要针对成人受试者或婴幼儿童受试者的家长进行测试要求讲解。对于 cVEMP 测试，在卧位测试条件下嘱咐受试者躺在检查床上。在测试过程中，将头抬起约 20°，并尽量保持颈部肌肉处于紧张状态（图 8-5-1A）。在坐位测试条件下，嘱咐受试者坐在检查床或检查椅上，在测试过程中将头转向一侧约 45°，并尽量保持颈部肌肉处于紧张状态，在完成一侧测试后，将头转向另一侧约 45°，并尽量保持颈部肌肉处于紧张状态，直到测试结束（图 8-5-1B）。

oVEMP 测试时要求受试者向上凝视（视线与水平面成约 30° 夹角即可）。在数据采集过程，始终保持此凝视位，在测试间隙，可令受试者闭眼休息。

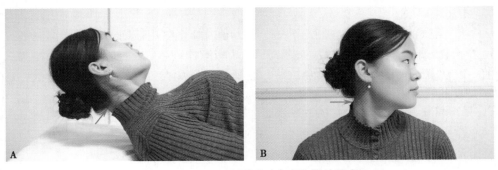

图 8-5-1 cVEMP 测试时患者位置的要求

A. 卧位测试时要求颈部肌肉保持紧张状态（箭头）；B. 坐位 cVEMP 要求颈部肌肉保持紧张状态（箭头）。

3. 皮肤脱脂处理 用棉块蘸取 95% 医用乙醇，并涂抹少许摩擦膏，对皮肤进行脱脂处理，以降低皮肤阻抗，低于 5kΩ，并尽量降低极间阻抗。

4. 电极导联 一般采用双通道导联模式。对于 cVEMP，记录电极置于双侧胸锁乳突肌上三分之端，参考电极置于胸骨上突，共用电极置于前额下方（图 8-5-2）。

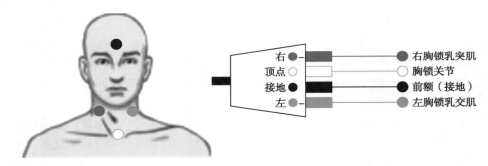

图 8-5-2 cVEMP 电极导联方式示意图

对于 oVEMP，由于其为对侧交叉反应，电极导联方式有区别。记录电极置于双侧眼睛下方，参考电极置于下颚，共用电极置于前额下方。注意记录电极左右侧互换（图 8-5-3）。

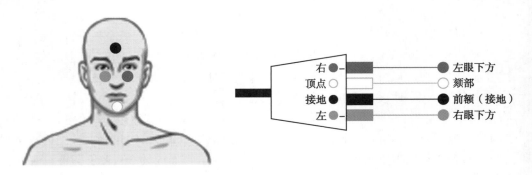

图 8-5-3 oVEMP 电极导联方式示意图

【测试参数】

1. 换能器选择 根据具体测试内容,选择气导耳机,骨导 cVEMP 的测试准确性欠佳,此处不进行详细描述。

2. 刺激声选择 刺激声可选择为短声或短纯音,建议选择为 500Hz 短纯音,上升期、平台期和下降期分别为 2-1-2 周期,记录到的波形幅度更为明显。刺激速率可设定在 5 次 /s。刺激声极性可设置为疏波或密波。

3. 滤波设置 高通滤波截止频率设置为 10Hz,低通滤波截止频率设置为 1 000Hz。

4. 记录时长设置 cVEMP 记录时长可设置为 $-20 \sim 60$ms。注意为记录胸锁乳突肌的肌紧张状态,需要记录声刺激前的电反应,一般刺激前 20ms 即可。

5. 叠加次数 至少叠加 $150 \sim 200$ 次,并根据记录波形的信噪比进行调整。

推荐的 VEMP 参数设置如表 8-5-1 所示。

表 8-5-1 前庭诱发肌源性电位参数设置

参数设置	500Hz 短纯音
刺激声极性	疏波或密波
刺激声参数	短纯音:2-1-2 周期或 5- 周期 Blackman
刺激速率	$4.9 \sim 5.1$/s
滤波器设置	高通为 10Hz,低通为 1 000Hz
开窗时间	$-20 \sim 60$ms
叠加次数	$150 \sim 200$ 次
波形方向	P 波向上

【数据采集】

1. 获取反应波形

(1)首先采用 90dB nHL 的刺激声强度进行记录。

(2)如果该强度记录波形不佳,可逐步提高刺激强度,通常诱发电位设备能提供的短纯音最高刺激强度为 100dB nHL。

(3)得到清晰的波形后,可以 10dB 的幅度逐渐降低刺激强度,并得到不同强度的波形结果,直到 VEMP 波形消失,此记录到 P_1 和 N_1 波的最低刺激强度,即为 VEMP 反应阈值。

(4)每一刺激强度需要进行重复,以验证波形的稳定性。

注意,潜伏期的分析强度通常选择 $95 \sim 100$dB nHL,以能够记录到清晰的 P_1 和 N_1 波为准。

典型的 cVEMP 波形如图 8-5-4 所示。

典型的 oVEMP 波形如图 8-5-5 所示。

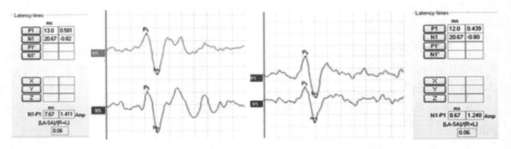

图 8-5-4　cVEMP 波形

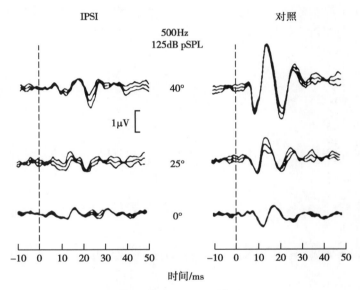

图 8-5-5　oVEMP 波形

具体测试步骤详见前庭诱发肌源性电位测试流程图（图 8-5-6）。

2. 潜伏期和幅度测量

（1）潜伏期的测量：在 cVEMP 和 oVEMP 潜伏期的测量中，起点为刺激声的给声时刻，终点为对应波形峰值的出现时刻，即峰潜伏期。此外还可进行双耳各波潜伏期差值的计算，即潜伏期耳间差。

（2）幅度的测量：在 cVEMP 和 oVEMP 幅度的测量中，一般选用各波的波峰到基线或波谷方式进行。相对潜伏期的测量而言，cVEMP 的幅度受胸锁乳突肌紧张程度影响，为了消除肌紧张程度的差异对不对称度造成的影响，除了在测试过程中尽量保持双侧肌肉紧张对称外，VEMP 系统还可针对肌紧张程度的差异进行校正。因此临床使用更多的是双侧幅度比和双侧幅度不对称度。对于 oVEMP，同样记录和分析双侧幅度不对程度。

（3）幅度比和不对称度的计算：如双侧幅度分别表示为 A_L 和 A_S，（A_L 表示幅度较高者，A_S 表示幅度较低者），幅度比为 A_L/A_S，双侧幅度不对称度为（A_L-A_S）/（A_L+A_S）。

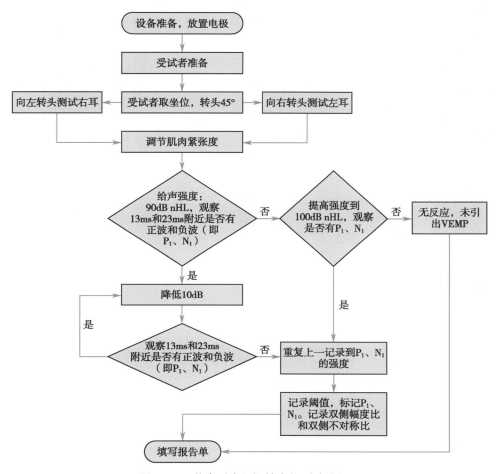

图 8-5-6　前庭诱发肌源性电位测试流程图

【测试结果分析】

1. 结果记录

（1）测试状态：稳定/欠佳。

（2）换能器和刺激声：头戴耳机/插入式耳机，短纯音/短声。

（3）潜伏期分析强度，记录该刺激强度下 P_1 和 N_1 波的绝对潜伏期。

（4）阈值记录：记录能引出 P_1 和 N_1 波的最低刺激强度。

（5）双侧幅度比和双侧幅度不对称度计算。

典型的 cVEMP 报告如图 8-5-7 所示。

2. 结果分析　向受试者或其家属解释 cVEMP 和 oVEMP 是否记录到，记录到的阈值,以及双侧幅度比和双侧幅度不对称度。

【注意事项】

1. VEMP 受肌紧张程度影响 cVEMP 和 oVEMP 属于肌电成分,直接受肌紧张程度的影响,因此需在测试过程中对肌紧张程度进行监测,还需针对肌紧张程度的差异进行校正,保证双侧胸锁乳突肌的紧张程度相对一致。

刺激信号:交替相位短声 刺激强度:100 dB nHL

左侧:P_{13}波潜伏期: ms N_{23}波潜伏期: ms P_{13}–N_{23}振幅: μV

右侧:P_{13}波潜伏期: ms N_{23}波潜伏期: ms P_{13}–N_{23}振幅: μV

双侧振幅比(大/小): (正常参考范围≤1.61)

双侧对称性(差/和): (正常参考范围≤0.29)

备 注:

图 8-5-7 VEMP 报告示例

2. 其他 cVEMP 和 oVEMP 记录一般需要较高的刺激强度,注意如在测试过程中,受试者存在严重不适,应停止测试。

（傅新星）

助听器选配技术

本章主要阐述真耳分析的应用及耳印模制取。

第一节　真耳分析测试

真耳分析（real ear measurement，REM）是测试实际使用助听器时，助听器在人耳中产生的声学响应。其主要目的是通过测试受试者在佩戴助听器时近人耳鼓膜处实际获得的声压增益值，通过调整助听器，使其产生的实际增益值与目标值尽量吻合，从而验证助听器实际补偿效果，帮助助听器使用者获得更好的效果和满意度。

一、测试环境

1. 测试房间　真耳分析测试可以在隔声室内或安静的房间内进行，即在任意一个频率点背景噪声对测试结果的影响不应该多于 1dB 或背景噪声小于 50dB（A）。测试桌子要平稳，可以放置助听器调试电脑和真耳分析测试设备。受试者所坐的椅子要调节到合适高度，即受试者耳部的高度与真耳分析仪中扬声器中心位置高度一致（图 9-1-1）。

2. 测试设备　测试设备包括真耳分析仪、助听器编程器、电脑、电耳镜、软件（如 Noah、真耳分析软件和助听器验配软件）等。虽然不同品牌和型号的真耳分析仪操作界面和测试环节设置会略有不同，但工作原理和操作流程基本都是一致的。真耳分析仪主要包括声场扬声器（loudspeaker）、耳钩（hook）、探头（probe）、探管（probe tube）、助听器特性分析仪等（图 9-1-2）。

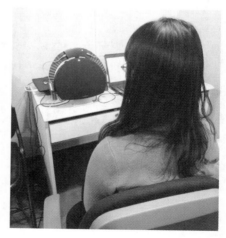

图 9-1-1　测试环境

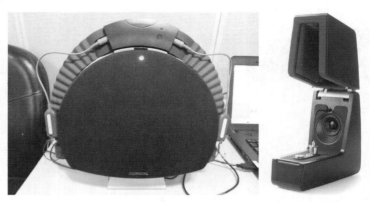

图 9-1-2　不同品牌型号的真耳分析仪示例

二、测试前准备

1. 测试设备校准

（1）硬件校准：真耳分析仪应每 12 个月校准一次，包括扬声器校准、参考麦克风校准、2cm³ 耦合腔校准等。

（2）房间校准：将测试麦克风放置于正常测试所在位置（图 9-1-3），距离扬声器 0.5～1m，扬声器和麦克风之间不要有障碍物，扬声器左右 1m 内无障碍物。选择房间校准模块进行校准（图 9-1-4），校准完成后即可进行真耳分析测试。如果是便携式真耳分析仪且经常用在不同的地点，每次更换地点后需要重新校准。如果固定在某一房间使用，建议每个月校准一次。房间校准考虑了受试者周围环境（物体和人）的反射、折射和衍射作用对外耳道口声音的影响，使测试结果更精准。

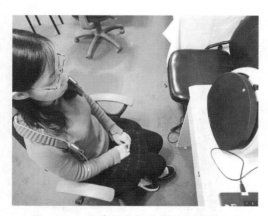

图 9-1-3　麦克风与扬声器的位置与距离

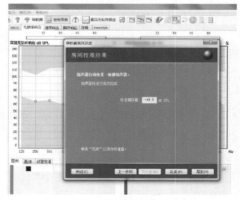

图 9-1-4　房间校准

（3）探管校准：参考麦克风是测量声源在助听器麦克风声音输入位置或受试者外耳道口的声压级。探管麦克风是用于测量靠近鼓膜处的声压级。为了让两个麦克风的输出声压级一致，保证测试的准确性和一致性，对于每一个受试者，每一根新的探管都要做校准。同一

房间校准

位受试者测试过程中避免更换探管，如果由于耵聍堵住探头等原因需要更换，必需重做探管校准。将探管置于参考麦克风处，透明的探管终端在黑色圆形麦克风（参考麦克风）的中央（图9-1-5）。麦克风和探管面向扬声器，或将测试装置放于受试者肩膀（图9-1-3），距离扬声器0.5m，扬声器和麦克风之间不要有障碍物。在软件中选择探管校准按钮，校准结果应为波形逐渐减小的波浪线（图9-1-6），测试界面会显示"校准已成功"。如果探管末端有异物堵住，或探管晃动，都会导致校准失败，应重新更换新探管。

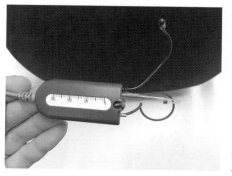

图9-1-5　探管置于参考麦克风

图9-1-6　探管校准波形

（4）探管校准后检查：在探管校准后，保持探管在同一位置，使用65dB SPL的粉红噪声作为刺激声记录增益曲线（图9-1-7）。

（5）耦合腔参考麦克风校准：如果使用耦合腔进行测试和验配，要定期对耦合腔参考麦克风进行校准，建议同房间校准。每次移动或更换地点后，需要进行校准。如果固定在某一房间使用，建议每个月

探管校准

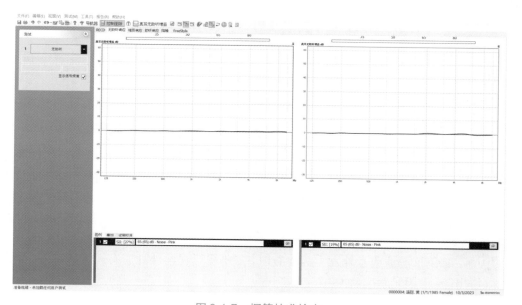

图9-1-7　探管校准检查

校准一次。将参考麦克风放在耦合腔麦克风正上方（图9-1-8），然后封闭助听器特性分析仪，点击对应校准即可。注意要保证耦合腔麦克风和参考麦克风与测试箱连接到位。

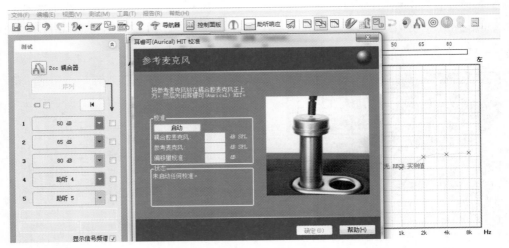

图9-1-8　耦合腔参考麦克风校准

2. 受试者准备

（1）受试者的位置：受试者取坐位，扬声器位置与受试者取0°或45°方位角（由前至后通过受试者鼻子的水平线和扬声器至测试耳外耳道口的连线，它们之间的方位角），距离为0.5m，并确保受试者耳部的高度与扬声器的中心位置一致（图9-1-3），儿童测试时，应尽可能坐于监护人腿上，面向扬声器，角度与成人测试一致。

耦合腔参考
麦克风校准

（2）测试前指导：真耳分析是客观测试，对受试者的配合要求不高，只需尽量保持头部不动并保持安静即可。听力师要先简要介绍真耳测试，然后指导受试者在测试过程中保持头部尽可能不动，扬声器给声时受试者不要说话，受试者可以在测试的任意时间因不适而终止测试。

（3）受试者信息输入

1）受试者的基本信息：包括姓名、性别、出生年、月、日等（图9-1-9）。

2）受试者的听力图：同助听器验配输入听力图一样，在Noah的听力图模块或真耳分析软件中输入受试者的纯音听力图，包括双耳0.25～8kHz频率的气导与0.5～4kHz的骨导听力阈值（图9-1-10），如有需要还可以输入受试者的不舒适阈。

3. 耳镜检查　真耳测试前一定要检查外耳道（图9-1-11），耳镜检查需要受试者保持良好的坐姿，以确保外耳道的正确观察，听力师的手要牢固的顶住受试者的头部，避免禁忌证或意外发生。检查时，需要注意观察外耳道有无皮肤红肿、异物、渗出等，鼓膜是否完整。

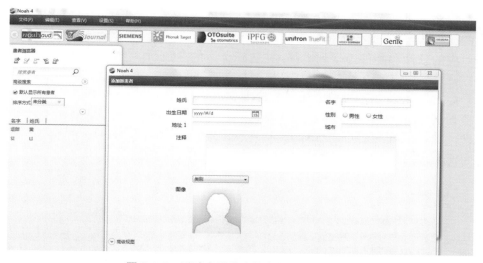

图 9-1-9　受试者的基本信息（Noah 4 界面）

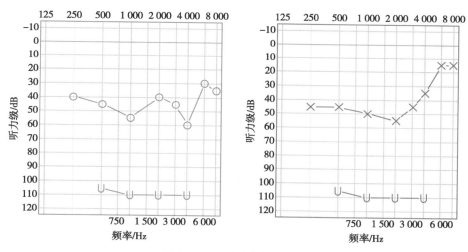

图 9-1-10　受试者的听力图

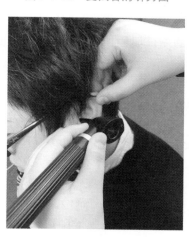

图 9-1-11　耳镜检查

受试者的基
本信息

受试者的听
力图

耳镜检查

4. 连接助听器　根据受试者的听力、病史、需求等因素选择最适合的助听器后，在运行真耳分析前，听力师需要将助听器通过各厂家相对应的软件和硬件连接到电脑，并选择合适的参数（如验配经验、处方公式等），以便依据真耳分析结果调整助听器的增益。

连接助听器

5. 真耳分析测试设置　为了获得准确可靠的目标曲线，听力师应检查真耳测试软件中处方公式选择（如 NAL-NL2、DSLv5 等）、在处方公式下的参数选择（如换能器、助听器样式、气孔、单双侧，是否有佩戴经验等），以及测试方向选择（如 0°、45°、90°）（图 9-1-12）。

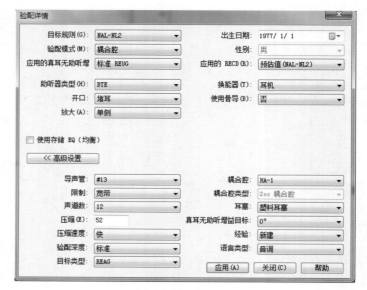

图 9-1-12　验配参数选择

真耳分析测试设置

三、成人受试者的测试流程

成人受试者真耳分析的测试流程如下。大龄、配合度好的儿童受试者与成人受试者的测试流程一致。

（一）插入探管

正确且准确地插入探管是真耳分析中非常重要的步骤，这关系到所有测试的准确性。一般的建议是麦克风的探管口距离鼓膜 5mm 以内，或者超过助听器或耳模出声孔 5mm。在初始状态下，探管的标志通常定在距离探管末端 25～27mm 处（图 9-1-13），标志的位置对于不同的年龄会有所不同，特别是针对儿童和成人的长度有所区别。探管的标志设置后，要查看探管距离耳模声孔或助听器出声孔是否多于 5mm，如果达到此标准，将探管插入外耳道内，使得标志在耳屏处（图 9-1-14）；如果少于 5mm，则将探管的标志向探管的末端稍加远离，但同时要小心放入。插入探管后，要用耳镜观察外耳道来确保探管在外耳道的底部。

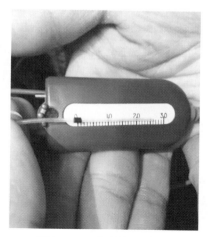

图 9-1-13　探管标志设置

插入探管

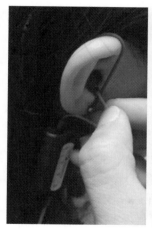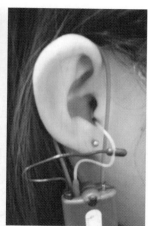

图 9-1-14　插入探管图

（二）真耳分析测试

1. 测试真耳未助听增益　真耳未助听增益（real ear unaided gain，REUG）反应外耳道的共振特性。在外耳道内插入探管后，使用 65dB SPL 的粉红噪声得出真耳未助听增益。根据外耳道的声学原理，在 2 400～3 400Hz 的范围内会出现一个共振峰，增益曲线应看起来相对平缓、不多峰，且低频和 6 000Hz 大于增益 0dB（图 9-1-15A）。根据获得的增益曲线，以 6 000Hz 的增益值来调整探管放置的位置。如果 6 000Hz 的增益值小于 0dB，说明探管放置深度不够，距鼓膜较远（图 9-1-15B），反之亦然，需要调整探管的位置后重新测试。

测试真耳未
助听增益

2. 测试真耳堵耳增益　真耳堵耳增益（real ear occluded gain，REOG）测试时，听力师需要小心地将耳模及助听器给受试者佩戴，此时助听器应处于关闭状态，不要移动探管，标志保持在耳屏切迹处（图 9-1-16）。使用 65dB SPL 的粉红噪声获

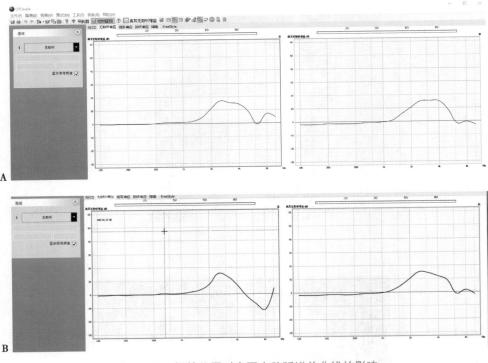

图 9-1-15　探管位置对真耳未助听增益曲线的影响

A. 探管位置合适时真耳未助听增益曲线；B. 探管放置深度不够时真耳未助听增益曲线

得真耳堵耳增益。由于放置传统的全耳甲腔式的耳模后会改变外耳道本身的共振频率，增益也就相应地在原共振峰的位置出现一个下降，低频的曲线应该和真耳未助听增益相差无几（图 9-1-17）。对于开放耳验配的助听器或是受话器内置式助听器，由于其并没有完全封闭外耳道，所获得的增益曲线与真耳未助听增益变化不大。如果真耳堵耳增益曲线出现巨大变化或不规则图形，则需要重新放置耳模及助听器，并检查探管是否堵塞。

测试真耳堵
耳增益

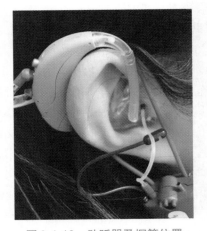

图 9-1-16　助听器及探管位置

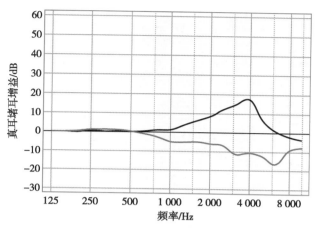

图 9-1-17 真耳堵耳增益曲线

黑色曲线为真耳未助听增益，粉色曲线为真耳堵耳增益。

3. 测试真耳助听响应 测试真耳助听响应（real ear aided response，REAR）时需要打开助听器，设置程序在日常通用程序上，再次检查通气孔参数、处方公式、是否有佩戴经验等参数。进入真耳分析界面，分别使用 65dB SPL（正常声）、50dB SPL（小声）和 80dB SPL（大声）的言语信号（通常使用国际言语声测试信号（international speech test signal，ISTS））来记录增益曲线（图 9-1-18）。

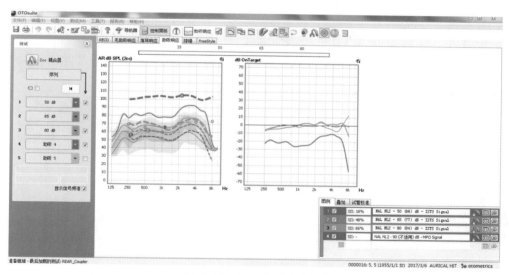

图 9-1-18 真耳助听响应曲线

在开放耳验配测试时，由于其声管相对开放，放大的声音可能通过声管外泄到参考麦克风而导致扬声器声强降低，从而使得助听器增益减小，因此要先进行开放耳的参考麦克风校准。测试过程中，先将助听器关闭或静音，受试者头部不动，按照提示进行校准（图 9-1-19）。若声场中的物体或受试者移动则需要重新校准。

测试真耳助
听响应

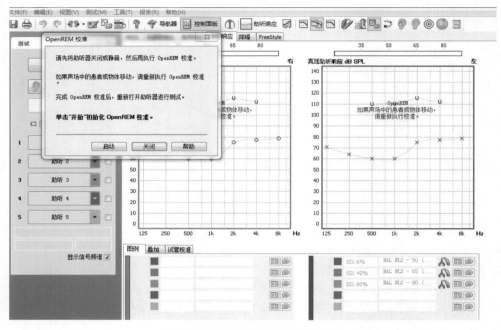

图 9-1-19 开放耳参考麦克风校准

4. 通过真耳分析调整助听器 首先验证 65dB SPL 的曲线，以确保平均言语声强下的可听度，实线为真耳分析所获得的真耳助听响应曲线，虚线为真耳分析仪根据处方公式、助听器耦合器参数、受试者验配经验等计算得到的目标曲线（图 9-1-20）。再验证在其他声强下的真耳助听响应曲线（图 9-1-21）。真耳插入增益（real ear insert gain，REIG）是真耳助听增益或响应与真耳未助听增益或响应之间的差值。

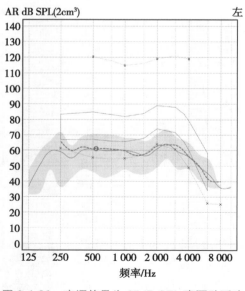

图 9-1-20 言语信号为 65dB SPL 真耳助听响应曲线

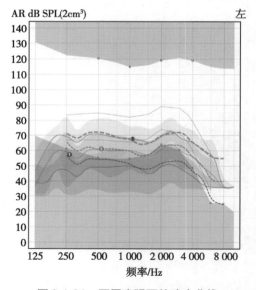

图 9-1-21 不同声强下的响应曲线
50dB SPL 为橙色曲线，65dB SPL 为紫色曲线，80dB SPL 为蓝色曲线。

用真耳插入增益或真耳助听增益（响应）获得的曲线与处方公式的目标曲线进行比较，通过分别调整助听器调机软件中给出的中声、小声、大声的数值来获得最贴近目标曲线的增益或响应值。听力师需要注意在给80dB SPL（大声）测试时，要给受试者预警，同时要考虑受试者的不舒适阈。如果受试者提出不适，需适当调整最大声输出（MPO）。在某些相对不安静的房间测试，可以考虑将小声测试值调整为55dB SPL。在调试助听器接近目标曲线后，如果受试者觉得助听器声音较大，听力师需要确保在不改变频率响应曲线走行的前提下只降低整体增益。

5. 测试真耳饱和响应　对于真耳饱和响应（real ear saturation response, RESR），使用90dB SPL的扫频啭音来确保助听器未超越受试者的不舒适阈（图9-1-22）。此响应是为了判断受试者在佩戴助听器后，突然较大声音是否超过患者的不适阈。测试前，必须要提醒受试者注意，特别是有耳鸣或听神经敏感的受试者。

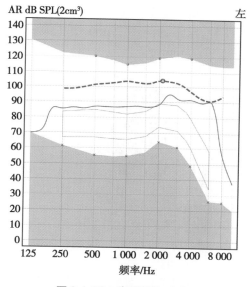

通过真耳分析调整助听器

测试真耳饱和响应

图 9-1-22　真耳饱和响应

（三）测试结束

真耳分析结束后，将探管从外耳道中小心取出，并用耳镜再次检查外耳道（图9-1-11），以确保测试中没有对外耳道造成损伤。

测试结束

四、儿童受试者的测试流程

对于儿童的真耳测试，鉴于儿童的配合程度和外耳道结构的特殊性，建议使用耦合腔验证真耳助听响应。对于儿童的听阈测试，换能器的选择非常重要，这关系到在鼓膜处从dB HL到dB SPL的校正值的使用，从而影响助听器的增益的调试。如果可能，耳模配合插入式耳机是最佳的选择。对于婴幼儿或小龄儿童不能配合听力师做一系列的真耳测试，这时就需要采用耦合腔验配方法，也就是利用真耳耦

儿童受试者的测试流程

合腔差值（real ear to coupler differences，RECD）来帮助验配师调试助听器。RECD 是用探管麦克风在受试者外耳道测得的频响曲线与 2cm³ 耦合腔测试的频响曲线相减得到的。同时，还要选择对应的助听器类型、耦合参数和信号处理策略等参数。

1. 耦合腔测试　耦合腔测试（coupler tests）是 2cm³ 耦合腔的目标频响曲线，且每次测试的结果不应该有变化。在耦合腔参考麦克风和探管分别进行校准后（图 9-1-6 和图 9-1-8），首先要确保 RECD 探管与 2cm³ 耦合腔正确地连接（图 9-1-23），调整真耳测试软件到耦合腔模式。有些真耳分析仪测一次后会永久保存 2cm³ 耦合腔频响曲线，节省了测试的时间。

2. 儿童真耳测试　儿童真耳测试是为了获得 RECD 值。测试时需要小心地将探管放置在受试者的外耳道内，探管放置的深度非常重要。最佳的位置要求探管末端距离耳模声孔 5mm。由于儿童外耳道的长度有限，可能达不到此标准，因而探管的标记可根据受试儿童的不同年龄采用如下建议：①0～6 月龄，探管标记在 11mm 处；②6～12 月龄，探管标记在 15mm 处；③1～5 岁，探管标记在 20mm 处；④大于 5 岁，探管标记在 25mm 处。

耦合腔测试

儿童真耳测试

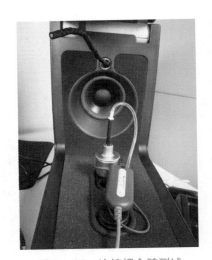

图 9-1-23　连接耦合腔测试

插入探管后，要用耳镜观察确保探管在外耳道的底部。此时，小心地将耳模或耳塞放入外耳道并确定探管没有移位（图 9-1-24）。如果受试儿月龄 <6 月龄，听力师可以将探管和耳模或耳塞同时放入，保证探管末端到标记的距离为 11mm。将探管和耳模或耳塞放置好后，点击 RECD 测试按钮，自动获得 RECD 值，并依据频率记录测试值。测试时，为了防止探管移动，监护人一只手扶住受试儿童的身体，一只手固定其头部，避免晃动（图 9-1-25），对于小婴儿可在睡眠过程中测试，由监护人怀抱固定。真耳耦合腔差值应该测试双耳，但如果没机会测试或受试者不能配合，且双耳的中耳功能相似，可使用一侧耳的测试结果代替双侧测试。

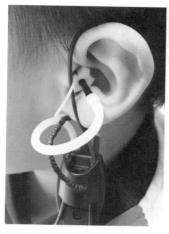

图 9-1-24　使用耳塞时的儿童真耳测试

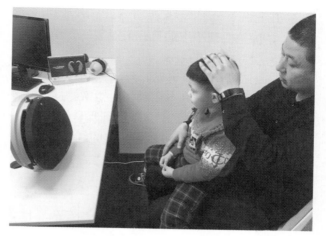

图 9-1-25　固定婴幼儿，避免其晃动

3. 耦合腔真耳助听响应测试　在获得准确的 RECD 值后，需要根据个体差异的 RECD 值在助听器验配软件中首次验配助听器，再将助听器放置于耦合腔内进行耦合腔真耳助听响应测试（coupler-based REAR）。将助听器连接到 2cm³ 耦合腔和适配器并一起放置到测试箱内（图 9-1-26），声管的长度要与受试者实际佩戴耳背机的声管长度一致，声源应与助听器的麦克风等高，参考麦克风无限接近助听器的麦克风。在耦合腔测试模式下，运用已经获得的真耳耦合腔差值（RECD），分别使用 65dB SPL（正常声）、50dB SPL（小声）和 80dB SPL（大声）的言语信号（ISTS）获得耦合腔真耳助听响应。

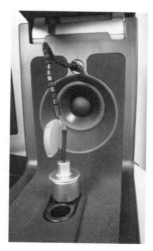

图 9-1-26　助听器与 2cm³ 耦合腔连接

耦合腔真耳助听响应测试

4. 进一步调整助听器　将耦合腔实测响应曲线和处方公式的目标曲线进行比较，通过调试助听器软件的增益值来得到最靠近目标曲线的响应值，再次验证在不同声强下的响应曲线（65dB SPL、50dB SPL

进一步调整助听器

和 80dB SPL）。如果调试助听器软件不能靠近所有的目标，听力师要考虑可能的影响，精确地匹配小声的目标值对婴幼儿学习语言可能更有帮助；同时也要考虑对大声的限制。

测试真耳饱合响应

5. 测试真耳饱和响应　与成人的真耳饱和响应的目的一致，使用 90dB SPL 的扫频啭音以确保增益未超过受试者的不舒适阈。测试时可以通过真耳耦合腔差异来得到真耳饱和响应（图 9-1-22），同样，测试获得的蓝线不能超过目标给出的红线。

五、特殊受试者注意事项

（一）听力损失有传导因素

通常情况下，有传导因素的听力损失的受试者比单纯的感音神经性听力损失的受试者需要更多的增益。听力师需要清楚助听器验配软件中的增益是否考虑了传导因素，同时要确保真耳分析中也要考虑此因素。在为波动性听力下降的儿童验配助听器时，听力师要对于声音的响度方面进行更加慎重的考虑。

（二）重－极重度的听力损失受试者

对于重度听力损失的受试者，与轻度和中度听力损失的受试者验配方法一致，但是，要更加注意受试者的可听度和舒适度而不是严格按照目标值进行匹配调节。

对于极重度听力损失的受试者，要降低压缩比例，可以考虑线性策略。但是，对于儿童和青年来说，较宽动态范围的压缩很有帮助。同时，听力师要更多地关注受试者的可听度和舒适度。

（王　硕　郭　莹）

第二节　耳印模制取

制取耳印模是制作耳背式助听器耳模、定制助听器、定制耳塞等的前提，制取时需要用硅胶材料和注射器具等工具。本节将着重描述耳印模制取的流程，以及安全有效的操作规范。

一、耳印模的制取环境

房间应安静、明亮，可以清晰地看到患耳，避免在人多嘈杂的环境下制取耳印模，以免发生不必要的碰撞和意外。听力师和患者都要采取坐位，同时还需要有桌子摆放制取耳印模的工具及设备。

二、耳印模制取的器具

1. 棉障放置器具　电耳镜、头灯、耳探灯、耳障、镊子、剪刀等。
2. 材料注射器具　注射器、耳印材料、刮勺等（图 9-2-1）。

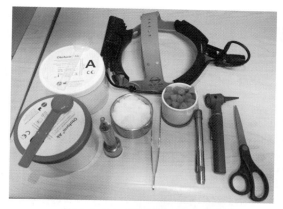

图 9-2-1　制取耳印模的器具

棉障放置器具

三、耳印模制取前准备

（一）患者的准备

　　成人患者或大龄儿童应自己坐在舒适的椅子上，调整座椅的高度及角度，听力师可以很容易地看到外耳道（图 9-2-2）。婴幼儿及儿童应由监护人怀抱，一只手紧抱孩子的胳膊，一只手固定孩子的头部，避免晃动（图 9-2-3）。

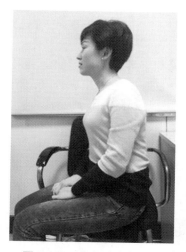

图 9-2-2　成人受试者坐姿

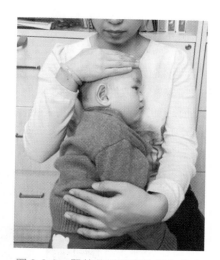

图 9-2-3　婴幼儿受试者的怀抱方法

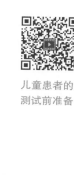

儿童患者的测试前准备

　　病史应在取耳印模前采集完全，特别是耳部疾病史，包括手术史、耳部疼痛／炎症史等。患者坐好后，要做简单直接的解释，并向患者说明外耳道的填充感和可能引起的咳嗽反射。如果患者有耳鸣，耳鸣的声音可能会短暂加剧。除非是特殊情况需要（例如采取患者下颌张开的耳印模），一般情况下，患者口腔自然闭合，头部保持不动，不要说话，不要吞咽。

成人受试者的测试前准备

　　患者的肩膀处可以放一条毛巾或纸巾，以免耳印膏材料或听力师混合耳印膏的手把患者的衣服弄脏。如外耳道内的毛发过多则应先剪短或清除后再制取。如果患者戴眼镜，在采集耳印模的过程中不需要摘掉眼镜。

　　听力师在检查患者和制取耳印模前，要清洁双手，保证仪器的清洁和消毒。

（二）耳部检查

　　耳部检查需要通过电耳镜记录下外耳道情况。如需耳科转诊则停止采制耳印模。耳镜检查需要患者保持良好的坐姿，以确保外耳道的正确观察，避免发生意外。耳镜检查时，听力师的手要牢固地顶在患者的头部（图9-2-4）。

耳部检查

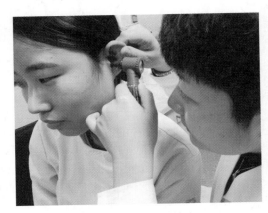

图 9-2-4　外耳道检查

（三）放置耳障

　　制取耳印模时，应该使用耳障，其目的是保护鼓膜和中耳。圆柱形的海绵耳障使用最为广泛和频繁。耳障的大小取决于外耳道的粗细，耳障应填满外耳道但不改变外耳道的形状。耳障的细线要系好，如有需要，可以对耳障进行裁剪。

　　使用耳探灯或头灯及枪状镊将耳障放入外耳道内，放入耳障时，听力师的手必须要牢固的顶住患者的头部以免意外（图9-2-5）。耳障的放置深度为：①对于耳背式助听器，放置深度在第二弯曲处；②对于耳道式助听器，放置深度在第二弯曲后1～2mm；③对于深耳道式助听器，放置深度在第二弯曲后2～3mm。耳障的放

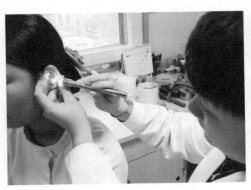
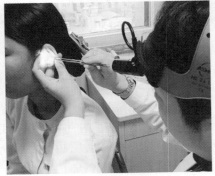

图 9-2-5　放置棉障

入深度不要超过所需要的距离，以免造成不适或意外伤害。耳障放入后，需要耳镜检查耳障的位置，确保耳障和外耳道壁之间无缝隙，以免耳印膏通过。耳障的细线要置于耳后并固定位置，以确保注入耳印膏时耳障不会移动。

放置耳障

四、制取耳印模

（一）准备耳印膏

目前主要的耳印膏材料有两种：一种是在油灰中加入少量的冷凝硅，一种是等量的加成硅混合。无论是哪种材料，都要根据厂家的说明混合均匀（图 9-2-6）。由于不同材料的黏滞性会有所区别，注射耳印膏时力度会有差别，听力师应注意膏体注出时的连贯性。注射器的直径和喷嘴的大小也同时影响膏体注射力度。材料混合均匀后，迅速放入注射器，注意不要有气泡。

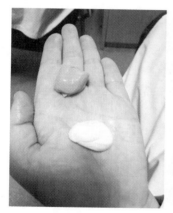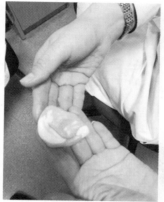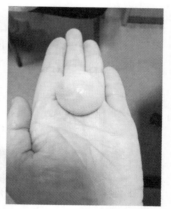

图 9-2-6　混合耳印模制取材料

（二）注入耳印膏

注射器的喷嘴端应放入在外耳道内的耳障处，然后稳固平缓地推进注射器，边注射边退出，随着膏体的注入，逐渐平缓地将注射器向后撤。绝不可以大力地注射耳印膏，以免使耳障移动甚至使膏体越过耳障，导致患者的不适甚至出现意外。注射过程中要用手固定棉线，以免耳障移动。膏体应始终包裹喷嘴，这样可以防止气泡的形成。耳印膏的注射顺序为：外耳道—耳甲腔—舟状窝—三角窝—耳轮外缘（图 9-2-7）。应注意耳印膏不能注射过多，以免过量的耳印膏导致耳朵形状的改变。在注射耳印膏的过程中，听力师的手要固定并顶住患者的头部，以免出现意外。在耳印模完全固化取出前，不应过多触摸以免改变耳朵形状。

准备耳印膏

注入耳印膏

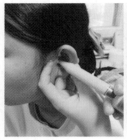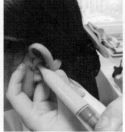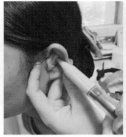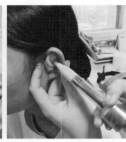

图 9-2-7　注入耳印模膏

五、取出耳印模

（一）取出过程

1. 判定耳印模是否凝固　耳印模的凝固时间取决于环境温度、材料的混合比例等因素，一般为 5～10 分钟。当听力师用手指甲轻轻地按压耳印模而不留下痕迹，说明印模已经完全固化。

取出过程

2. 取出过程　取出耳印模时应缓慢小心，取出时先取三角窝顶部，让一部分空气进入外耳道，然后拿出耳甲腔部分，向前向外转动即可以完整取出耳印模。患者可以通过左右活动颞下颌关节来帮助耳印模逐渐取出（图 9-2-8）。

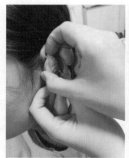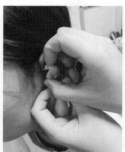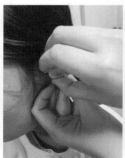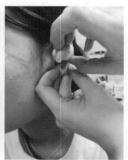

图 9-2-8　取出耳印模过程

（二）判断耳印模的完整性

耳印模取出后应该检查其完整程度，应该包括外耳道、耳甲腔、耳甲艇、耳屏切迹、耳轮等部分，外耳道部分显示第一弯曲和第二弯曲（图 9-2-9），耳印模表面应该光滑，如果有缺陷，要重新制取。

判断耳印模的完整性

耳印模取出后，应该再次使用电耳镜检查外耳道内情况，以确保外耳各部分无损伤、无耳印膏和耳障的残留。如果有少许材料残留在耳内，可以用纸巾或布等擦掉。外耳道壁可有少许充血，但如有肿胀及伤痛应立即转到耳科就诊。

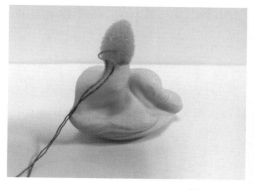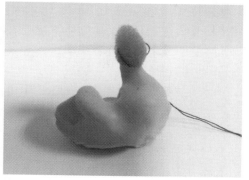

图 9-2-9 完整的耳印模

（三）耳印模记录

耳印模制取后，应装在防挤压的容器里，详细填写患者的姓名、性别、年龄、耳侧、听力损失程度、是否需要通气孔等信息，如有特殊情况需特殊说明（图 9-2-10），按照需求送到相关厂家或部门制作定制助听器或耳模。

耳印模记录

耳模制作单

姓名：_____ 性别：男/女 年龄：_____ 领取时间：20____年____月____日

联系电话：_____ 手机：_____ _____午_____点

	左	右
耳模侧别		
平均听力/dB HL		
打通气孔		
其他		

备注：

提示：耳模自取模日期起保留一个月，过期不予保存，请您及时领取。
　　　如遇特殊情况，请联系助听器门诊。
　　　门诊电话：010-×××××××

选配医师_____ 取耳印医师_____
日期_____年___月___日

图 9-2-10 耳印模记录

六、特殊病例

（一）耳部手术后的耳印模制取

耳部手术后应避免立即制取耳印模，须等到耳朵，特别是外耳道及耳郭完全恢复后方可采制。在绝大多数的耳部手术后，鼓膜通常特别脆弱，听力师需要在取出耳印模时更加小心，以免气压变化损伤鼓膜。如果有乳突腔术后的患者，听力师须特别注意，不要让耳印膏进入腔内，听力师需要用更多的耳障来填充腔部，耳镜检查要更加仔细，避免耳印膏进入乳突腔。当注入耳印膏时，听力师需要控制耳障的细线来防止耳障移动。

（二）鼓膜穿孔者的耳模制取

对于鼓膜穿孔的患者，只要外耳和中耳腔没有发炎，制取耳印模通常比较安全。要注意的是取出耳印模动作要缓慢，尽可能避免因气压变化对于中耳结构产生的损伤。

（三）外耳道狭窄者的耳印模制取

对于外耳道狭窄的患者，潜在的危险是耳印模不容易取出而导致不适，或是取出时耳印模折在狭窄处。对于外耳道狭窄的患者听力师要取相对短的耳印模，耳障的位置应该正好或刚刚超过狭窄处，防止耳印膏进入过深。

（四）深耳道式助听器的耳印模制取

对于深耳道式助听器的耳模，与制取常规耳印模没有本质的区别，重要的是耳印膏要进入到第二弯曲后 2～3mm，进入外耳道的骨质部分。听力师通常会采用下颌微张的方式采耳印模。

下颌微张制取耳印模时，听力师可以将牙科的张口器或牙垫放置在患者的侧后齿。耳障仍需要选用适当大小并放置在恰当位置，确保耳障和外耳道间没有缝隙。在取出耳印模时，应先取下张口器，这时的耳印模会比传统方法更紧，可以让患者轻轻地左右移动下颌关节来帮助取出耳印模。

（五）婴幼儿的耳印模制取

采制婴幼儿的耳模时，听力师需要有丰富的临床经验和判断力。婴幼儿若处于睡眠状态会比较好制取。一般由监护人怀抱婴幼儿患者以保证患者的位置相对稳定。耳障的选取很重要，一般会使用较小的耳障，也要确保耳障和外耳道之间不留空隙。注射器的喷嘴要使用相对较小的一类，耳印模的凝固时间要相对较短，以免患者抓扣未固化的耳印模。由于婴幼儿的鼓膜相对薄弱，取出耳印模时要轻缓，以免造成气压损伤。

七、禁忌证

1. 耳部炎症　如果是外耳道发炎或是中耳流脓，都不建议采制耳印模，等病情相对稳定且炎症消失后，再采制耳印模。

2. 相对禁忌证　若患者外耳道有异物或耵聍栓塞，应该在采制耳印模前，移除多余的耵聍或异物，多数情况下由耳科大夫或受过专业培训的听力师移除。若不移除，放入耳障时可能将异物推得更深，或是得到的耳印模不是真实的外耳道形状。

3. 其他　如果听力师的经验有限或有其他任何异常情况出现，都不应当在此状态下制取耳印模，而是寻求帮助或患者就医后进行。

（王　硕　郭　莹）

第十章 人工耳蜗调试技术

人工耳蜗调试是指听力学专业人员在植入术后第一次为植入者安装人工耳蜗体外设备（声音处理器）并对人工耳蜗系统进行各项参数设置调整，然后开启声音处理器（开机调试）。之后通过植入者对听觉情况的反馈而给予多次的参数调整（随访调试），使之尽快满足植入者正常聆听需要的过程。

第一节 人工耳蜗植入术后调试

人工耳蜗植入术后调试通常分为植入术后首次的开机调试和开机后的多次随访调试。开机的主要目的是激活人工耳蜗系统，保证植入者在安全且可接受的刺激水平下重新建立听觉。后续的随访调试的意义是通过调整人工耳蜗系统，使得MAP（即电刺激的范围与植入者自身的听觉动态范围）得到最佳的映射，并在植入者逐步适应之后获得最优的听觉补偿。此外，人工耳蜗植入术后调试还包括为了在调试过程中获得准确的各项参数而采用的一些测试方法，以及调试后的效果评估内容。

【调试环境】

1. 调试房间要求 人工耳蜗植入术后调试对房间要求不高，一般常规诊室即可满足调试要求，如房间能位于相对安静的位置，或者更加靠近声场测听室，则更有利于人工耳蜗植入术后调试。房间内要有基本办公用桌椅，用于放置调试设备、游戏测听玩具、调试用图表等，以方便工作。如主要用于儿童植入者调试，内墙最好进行软包装修，减少儿童因跌撞受伤的风险（图10-1-1）。

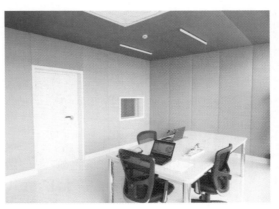

图 10-1-1　人工耳蜗调试室
旁边紧邻声场测听室，便于调试中或调试后评估。

2. 调试设备 调试设备包括调试硬件和软件两部分。硬件一般指安装好调试软件的电脑，调试交互界面如调试盒、专用连接线等（图10-1-2）。软件主要是指各个品牌人工耳蜗的调试软件（图10-1-3）。此外还包括调试时可能需要使用的一些图片、小玩具、记录表等，分门别类放在不同抽屉内，便于随时取用。

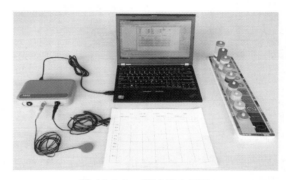

图 10-1-2 调试设备硬件

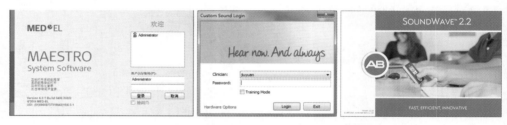

图 10-1-3 不同品牌人工耳蜗调试软件界面

人工耳蜗植入术后调试使用的设备因人工耳蜗的品牌和型号不同而会有所不同，调试软件也会有不同的操作界面，但工作原理和操作流程基本上一致。

【调试前准备】

1. 开机及调试时间安排 常规情况下开机时间一般为术后 1 个月左右。开机后的第 1 个月内，根据植入者的具体聆听表现、交流反馈能力、年龄大小等综合因素状况，每 1～2 周调试 1 次，共 2～4 次。之后可根据患者的具体情况，改为每个月调试 1 次，共 2～3 次。随后为每 3 个月调试 1 次，共计 2～3 次。待植入者聆听状况稳定后，基本听力情况适应日常生活需求后应每半年至一年时间到专业机构复诊调试 1 次。听力状况非常稳定的情况下可以按需前来调试，不一定局限于上述时间。

2. 调试前植入者准备

（1）开机调试：在初次开机之前，最好做到以下几点。

1）尽可能收集植入者的相关信息，尤其是手术前后的相关信息。

2）对植入者术后情况进行全面了解，如耳后伤口愈合情况、术后影像资料确认的电极位置、身体有无不适如眩晕等，必要时应及时向手术医师反馈和转诊。

3）开机前要向家长或植入者本人简单介绍开机过程，以及可能会有的一些反应，尤其要向孩子家长强调听声反应有时表现为很细微的、不易被察觉的动作或神情变化，这些变化包括突然的眼球固视、表情固定、停止原有活动、触摸线圈等。

4）合理建立植入者期望值，尤其对成人语后聋植入者来说非常重要。事先对植入者说明耳蜗开机的大致流程以及听到耳蜗声音不适应的可能性,让植入者从开始就建立合理的心理预期,逐渐适应人工耳蜗系统,并配合后续的随访调试,使听觉得到逐步改善。

5)儿童植入者可以提前让其接触佩戴有人工耳蜗声音处理器形象的玩具(图 10-1-4),或者观看佩戴处理器的图片和视频,或者直接给儿童植入者佩戴处理器模型,贴上头件,以减少首次开机的紧张感。

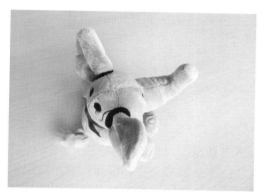

图 10-1-4 佩戴人工耳蜗处理器形象的玩具

6)有条件的话可以让儿童植入者接触一些已经佩戴耳蜗的孩子,减低对于人工耳蜗设备的恐惧感。

7)如有条件,儿童植入者开机前可以进行与调试时相似的声音感知测试训练,如模拟听声放物等条件反射活动等。

8)保持儿童植入者开机前的心情愉悦,避免过于紧张,产生对医师或医院的抵触、害怕情绪。

(2)随访调试:开机后的随访调试一般无需再交代上述的注意事项,但每次调试之前必需询问植入者或其家长在本次调试之前人工耳蜗的使用情况,包括对各种不同声音的反应情况、有无大声惊吓现象等等,尤其是植入者在日常佩戴中遇到的和听觉相关的困难或问题。如有可能,可在调试前先进行助听听阈等相关测试,以确定当前需要调试的目的,使后续的调试工作更有针对性。

3. 检查调试设备 准备并检查调试所需要的所有相关硬件和工具如调试盒、连接线、记录本、测试用工具和图片等均已按需备好。

【人工耳蜗开机和调试流程】

人工耳蜗开机和调试是为了能够给植入者提供一个适合的程序来听取声音,并且可以舒适地进行言语交流。开机调试与随访调试的工作流程大致相同。开机实际上就是第一次调试,基本过程和以后的随访调试一样。主要区别在于第一次开机调试时人工耳蜗系统尚未被激活,调试内容以新建各项参数为主,需要建立新的植入者数据,并需要向植入者和 / 或其家属进行详细的讲解及注意事项的说明。而随访调试通常都是基于开机或前一次调试的数据,根据植入者的反馈进一步修改调整。两者具体调试的内容和步骤基本相同。

开机调试和随访调试的基本流程如下。

1. 连接设备 将电脑与相应品牌耳蜗的调试设备连接并确认连接无误,硬件工作正常,相同品牌的不同型号的声音处理器使用的连接线可能不同。为植入者佩戴好声音处理器,并将头件吸附在患者头皮上。打开调试软件,进一步通过软件检查各部分连接是否正常(图10-1-5)。目前大多数调试设备与电脑都是 USB连接,并由电脑供电,务必事先确保在调试过程中电脑的电压稳定。

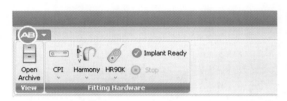

图 10-1-5 软件显示人工耳蜗系统各部分连接正常

2. 新建或读取植入者数据 对于新开机的植入者,要先建立其信息(图10-1-6),将调试软件中植入者信息部分填写完整并保存。对于随访调试的植入者,只需读取声音处理器中的信息即可。有的声音处理器带有日常佩戴的使用记录,可以读取其信息,了解佩戴者在不同声音环境下的使用情况。

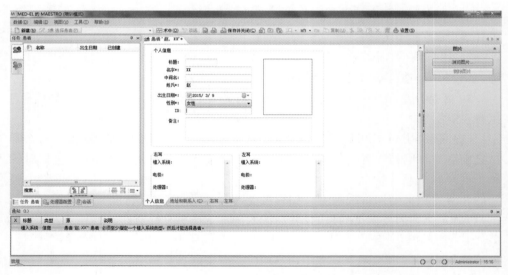

图 10-1-6 新建植入者信息

3. 植入体阻抗测试 创建或打开一个程序,并将人工耳蜗或电极测试线圈与植入者连接后,一般首先进入的调试界面是植入体阻抗(impedance)测试,点击测试图标就会自动完成测试(图10-1-7)。

植入体阻抗测试的目的是确定耳蜗植入体接收/刺激器和电极束的工作状态是否正常。测量结果显示各电极的阻抗值、线圈与植入体的耦合性、接地阻抗及整个人工耳蜗系统的完整性。如有个别电极的阻抗值异常,显示断路或短路,以及可以引起非听性反应的电极如头面部疼痛感、眼肌或面肌抽搐等,均应进行处理,要将该电极关闭。

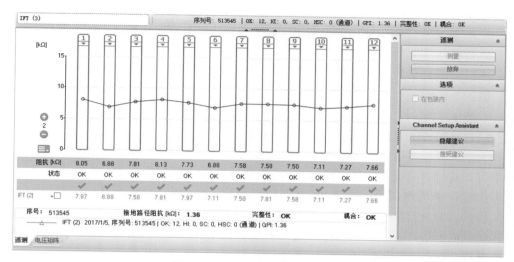

图 10-1-7　植入体阻抗测试界面

4. 新建 MAP　当电极阻抗测试完成,并且表明人工耳蜗系统工作状态正常以后,就进入声音处理器的编程工作,首先要创建一个 MAP(图 10-1-8)。所谓 MAP,就是形成言语编码策略所设置的各项参数综合形成的调试图形。这些参数被下载并存储在声音处理器内,并在植入者使用过程中控制声音处理器的功能。

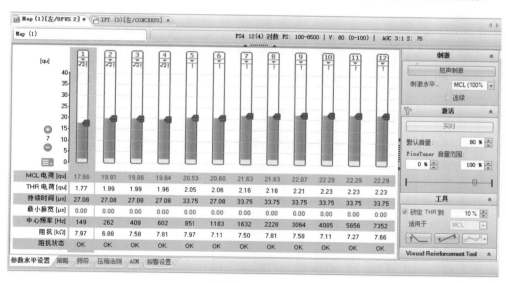

图 10-1-8　MAP

打开或新建程序时,通常调试软件会默认使用推荐的言语编码策略,在大多数情况下使用默认的言语编码策略即可,但对于耳蜗畸形、可使用电极数目不足 8 个,或在一些成人语后聋患者使用该编码策略后表现不佳,则需考虑改变言语编码策略,或给植入者提供两个使用不同言语编码策略的程序佩戴后进行效果比较。

　　对于随访调试的植入者,听力师需要了解其各程序的使用情况,可以选择佩戴时间最长或最偏好的程序,在此基础之上进行后续的调试工作。

　　5. 最小反应阈(T 值)的设定　　所谓最小反应阈是指刚刚能引起植入者最小听觉感受时所需要的刺激电流强度,调试软件上多表示为 T 值或 THR(图 10-1-8)。最小反应阈阈值没有固定的数值,也没有正常值范围,不同的植入者最小反应阈的值是不同的。

　　测试 T 值可根据植入者的年龄大小、配合程度、理解交流能力来选择相应的方法。年龄较大且理解交流能力强的植入者可以采用类似纯音听阈测试的方法,如听到声音举手等(图 10-1-9)。年龄较小的儿童或者交流能力有限的植入者则采用与儿童行为测听相同的一些方法,如视觉强化或游戏测听等(图 10-1-10)。对于不能配合 T 值测试的植入者,通常要根据调试人员的经验,配合其他辅助性测试来预估。对某些刺激速率较快的编码策略也可以直接将 T 值设置在 0 或 M 值的10%。对于某些言语编码策略或植入者配合程度有限时,需要将阈值整体降低几个单位/步距后作为 T 值。

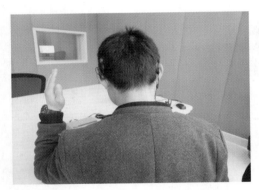

图 10-1-9　成人植入者进行 T 值测试

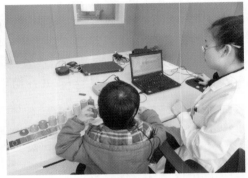

图 10-1-10　儿童植入者进行 T 值测试

　　6. 舒适阈(M、MCL 或 C 值)的设定　　所谓舒适阈,调试软件上多表示为"M 值"、"MCL"或"C 值"(图 10-1-8)。舒适阈阈值也没有固定的数值和正常值范围,不同植入者的舒适阈阈值是不同的,其测试也与阈值测试相同,需要依靠心理物理测试完成。

　　舒适阈值的设定至关重要,会直接影响言语识别、言语清晰度以及植入者对自己声音的控制。舒适阈测试同样应根据植入者的年龄大小、配合程度、交流能力来选择相应的方法。有语言能力的较大年龄植入者可直接使用语言表达的方法,缺乏语言能力的儿童植入者则采用指图或行为观察的方法来测试。

　　对于开机的植入者,首先要使其理解测试的方法,听到声音后能判断声音的大小及有无不适,可以通过指认响度分级图表(loudness scale chart)来反馈听到声音的大小(图 10-1-11)。根据其反馈,逐渐增加刺激量,直到达到可以接受的最大刺激量。在此过程中,植入者有任何不适或出现非听觉刺激反应,如面部抽动等,即应停止再提高该电极的刺激量,同时考察临近电极是否有相同反应,并考虑后续处理,如关闭电极。对于电极间舒适阈值相差很大时,建议逐个测试。

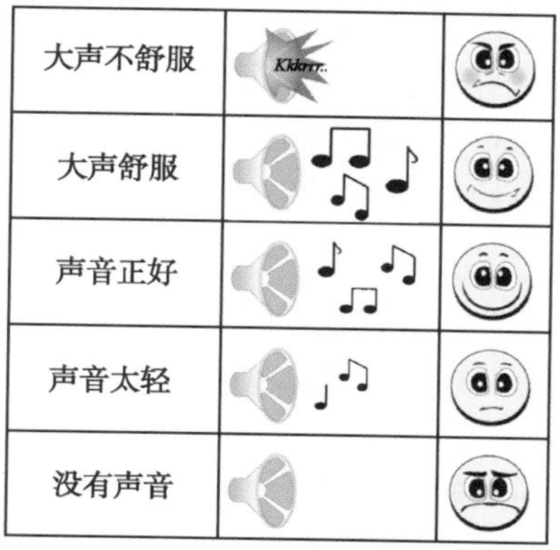

大声不舒服		
大声舒服		
声音正好		
声音太轻		
没有声音		

图 10-1-11　响度分级表

对于随访调试的植入者,根据其日常佩戴的反馈,尤其是对大声音或不同类型声音(尖锐的、低沉的等)的反应,对其正在使用的 MAP 进行有针对性的微调。

对于无法配合测试的植入者,除依靠行为观察外,可以通过带有声反射衰减功能的中耳分析仪获得电刺激镫骨肌反射阈值辅助设定舒适阈值,通常设在电刺激镫骨肌反射阈值之上下。

7. 激活程序试听　激活试听是指在植入者的人工耳蜗系统与调试设备连接的状态下,直接开启声音处理器,让植入者在人工耳蜗正常工作的情况下试听周围环境的声音信号(图 10-1-12)。创建好 MAP 后,需要激活程序让植入者试听一下,并根据植入者的反馈进一步调整 MAP。

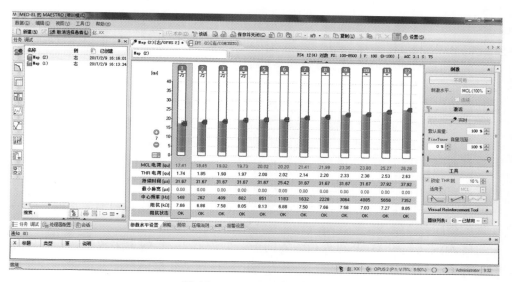

图 10-1-12　MAP 激活状态

（1）对于开机的植入者，要告知其激活后声音的仿真程度和清晰度并非首先关注的因素，应着重关注声音的大小和舒适度，如果有任何不适都要提出。

（2）婴幼儿植入者则要请家长密切关注激活后的反应。通常将舒适阈值整体降低，然后再逐步提高刺激量，以免过度刺激。判断儿童植入者开机时 MAP 是否过响的方法可以采用突然给出大声刺激，如果儿童植入者表现出不适或眨眼等反应，则表明 MAP 或其中的某些电极产生的响度过大。出现这种情况，应降低刺激强度，可同时调整所有电极的最大舒适阈，也可根据需要调整部分电极的最大舒适阈。

（3）找到植入者最舒适的刺激量时可以尝试发出各种声音让其感受，使其小声输入能察觉，大声输入时感声音响亮而无不适，中等声音输入响度感觉舒适，无刺耳杂音或噪声。

（4）如果一直对人工耳蜗的声音感到不适应，可以整体降低舒适阈值，请植入者回家后在舒服的情况下坚持佩戴以逐渐适应耳蜗的声音，不能急于求成。

（5）对于随访调试的植入者，要激活程序的舒适阈值如要超过之前的程序，应有足够的客观测试结果或主观需求予以支持，尤其是植入者抱怨之前程序声音过大的时候。

8. 其他辅助性测试　在调试过程中，还有一些测试项目可以有选择地辅助人工耳蜗的术后调试，并非必需进行的项目，这些辅助性测试包括以下内容。

（1）客观测试方法：如 ECAP、EABR、ESR 等测试技术。这些技术的临床应用详见本章第二节。尽管这些客观测试技术能够提供人工耳蜗系统工作状态及电极位置等信息，并对儿童人工耳蜗调试给予帮助，但行为测试仍然是确定儿童人工耳蜗植入者在调试过程中进行各项参数设置的最基本和最有效的测试方法之一。

（2）响度扫描测试（sweeping）：同样是检验舒适阈值设置的一种辅助检测手段，它不需要额外的仪器，只需在 MAP 中选择几个或全部电极，通常在舒适阈值扫描式发放电刺激，请植入者辨别是否有个别电极的响度远超出其他电极，以防止对个别电极设置的刺激量过大影响植入者对声音的感知和辨识。在植入者抱怨某些声音过响或过小时，也可以选择在动态范围的 50% 或其他位置扫描发放电刺激，以判断造成困扰的电极位置及设置并加以修改。

（3）响度平衡测试（balancing）：是成人语后聋患者调试必不可少的环节之一，尤其在植入者对人工耳蜗声音舒适度或者言语识别感觉不佳时使用。

9. 其他参数的设置及程序存储　植入者在基本的调试流程完成之后仍然对耳蜗声音有一些抱怨，或存在耳蜗畸形等其他问题的时，除了依靠咨询解释并嘱其继续坚持佩戴适应外，还可以对调试软件上提供的一些相关参数进行调整，例如脉宽、输入动态范围、麦克风音量、频谱宽度、灵敏度、AGC 压缩、增益以及噪声抑制等（见图 10-1-8，图 10-1-13），调整后让植入者进行比较。如果需要可以存储不同的程序。

将调试完成的 MAP 存入植入者的声音处理器中，目前大多数声音处理器允许储存多个程序（图 10-1-14）。调试人员可以根据需要存储程序并设置声音处理器上按键的功能，配有遥控器的需要将其与声音处理器进行耦合。

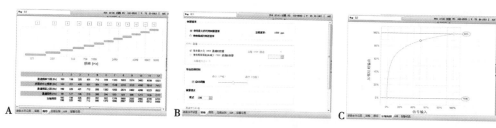

图 10-1-13　调试软件其他参数调整
A. 频谱设置；B. 言语编码策略设置；C. 压缩法则设置。

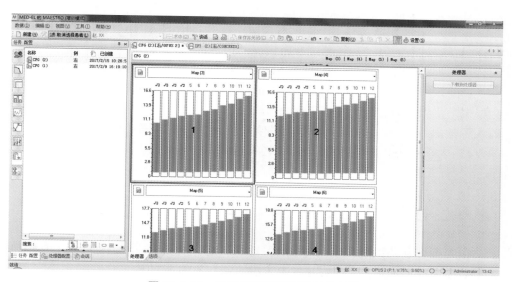

图 10-1-14　将选择的程序下载到处理器

最后须向植入者和家属交代佩戴使用的方法和注意事项，并给出康复建议，预约下一次的随访调试时间。

【随访和定期调试】

植入者开机后的一段时间内，处于逐渐适应期，各项调试参数短时间内会出现较大变化，故而应定期进行调试。对于儿童植入者来说，最初的 4 周内定期进行调试更是非常必要，因为仅通过某一次调试很难得到儿童植入者每一电极的合适调试参数。因此在得到准确的调试资料之前，必须对婴幼儿进行多次调试。

经过最初 3~6 个月阶段的调试过程，植入者的 MAP 通常会保持相对稳定的状态。但这并不意味着植入者不需要进一步调试了。即使是长期的植入者，MAP 也会发生波动现象，因此植入者仍需要定期进行调试。调试的时间间隔可根据植入者的情况相应延长。

【调试中的聆听验证工作】

在每次激活程序之后或随访调试前后，可以进行一些验证性的测试以判断程序设置是否得当或植入者佩戴人工耳蜗后的听觉言语能力的变化。常用的方法如下。

1. 林氏六音检查法　因其操作简便在临床上被广泛使用。在植入者日常生活佩戴中，尤其是婴幼儿植入者，家属同样可以利用林氏六音来监测耳蜗的使用情况。

2. 助听听阈测试　临床调试人员常规采用的标准化测试之一，通常声场下助听听阈达到30~40dB HL 即可，但是不能仅依靠助听听阈的结果来判断植入者的言语识别和交流能力，其并不能完全反映植入者的言语分辨能力。

3. 言语测听　临床调试人员常规采用的又一标准化测试，因其客观反映了植入者言语能力的改变，可以进行前后对比，显示结果直观，在耳蜗植入者及家属中的认可度比较高。

4. 问卷量表评估　对于不能配合助听听阈和言语测听的植入者，还可以采用调查问卷或量表的方式获得耳蜗佩戴情况的信息。例如对于婴幼儿植入者可以使用有意义听觉整合量表（MAIS/IT-MAIS）对日常佩戴和声音听取方面进行评价。

目前，临床上有包括国外和国内自主品牌的多种人工耳蜗在使用，大多数厂家会根据产品及软件的特性给出推荐的设置，因此尚无统一的调试方法，但无论任何人工耳蜗品牌，每一位植入者都需要有个性化的调试以满足他们对耳蜗声音的需要，最大程度获益并最终回归主流社会，这同样也是调试人员工作的最终目标。

（李　蕴）

第二节　人工耳蜗植入术中监测技术和客观调试技术

在人工耳蜗调试过程中，成年植入者调试配合度较好，但是随着人工耳蜗植入年龄越来越趋向低龄化，而儿童由于没有或仅有有限的语言交流能力，不能精细地反馈交流，导致儿童人工耳蜗调试不容易进行。另一方面，人工耳蜗植入越来越低龄化而调试的精确性并没有因植入年龄变小而有所降低，临床上对人工耳蜗调试的要求反而更高了。因此，对儿童植入者采用客观调试方法是临床工作的强烈要求。

客观测试技术的作用主要体现在能帮助调试人员估计植入者的心理物理刺激水平，测量听觉神经对电刺激的反应，确认调试中所需要的电刺激水平并且作为一种提供咨询服务的工具。目前常用的客观测试方法包括电诱发听神经复合动作电位（electrically evoked compound action potential，ECAP）测试、电诱发镫骨肌反射（electrical stapedius reflex threshold，ESRT）测试和电诱发听性脑干反应（electrically auditory brainstem response，EABR）测试，其中 ECAP 是最常使用。以下分别进行简单介绍。

一、电诱发听神经复合动作电位测试

ECAP 测试是一种记录听神经对电刺激反应的电生理测试，而人工耳蜗植入技术正好是一种通过电刺激听神经而产生听觉的电子装置，利用植入的人工耳蜗的某一电极直接对听神经进行电刺激，同时利用其他电极进行电刺激反应的记录，这种利用植入后的人工耳蜗进行的原位的电诱发听神经复合动作电位的测试，

在不同品牌人工耳蜗厂家的命名也有所不同——神经反应遥测（neural response telemetry，NRT）、听觉反应遥测（auditory response telemetry，ART）、神经反应图像（neural response image，NRI）等，实际上都是 ECAP 测试。

【测试环境】

ECAP 测试的工作原理是利用人工耳蜗系统本身植入耳蜗内的电极，通过人工耳蜗调试软件控制其电刺激信号，并对记录到的电位进行处理分析。因为是近场记录，抗干扰能力强，所以对测试环境要求不高，无需特殊的隔声屏蔽室，普通调试室即符合完成测试的条件。不同品牌人工耳蜗厂商的 ECAP 测试均整合进入人工耳蜗调试软件，因此测试设备仅需调试设备即可，无需额外增加设备。

【测试前准备】

测试前无需特别准备。因 ECAP 为客观检测，不受受试者心理、行为因素影响，操作简单，检出率高，重复性好，以观察 ECAP 波形为主的神经遥测已广泛应用于术中和术后。简言之，软件中的 ART（或 NRT、NRI 等）功能模块是用来测量 ECAP 的一个方法。

【测试参数】

刺激参数可在调试软件界面进行设置，常用刺激参数包括：最高刺激速率、脉宽、脉冲间隔、刺激强度、重复次数等（图 10-2-1）。执行测试时，电脉冲信号由调试软件发出指令，驱动调试界面盒（调试硬件设备）生成脉冲信号，再通过测试线圈，以感应链路方式发送到植入体中的刺激电极对听神经进行直接电刺激，并通过另一组记录电极测量和记录动作电位。

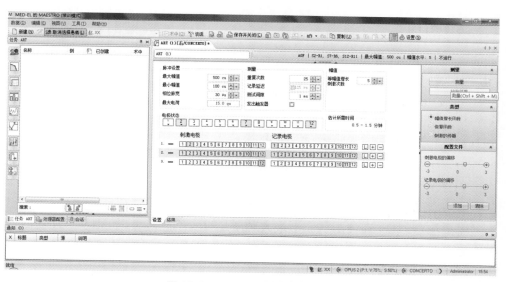

图 10-2-1　ECAP 测试参数界面

【数据采集】

硬件连接与人工耳蜗调试一样，打开调试软件，首先一般采用软件默认参数进行测试，结果会自动记录。如果默认参数不能记录出阳性结果，则可逐步增大刺激强度或增加刺激脉宽。数据采集后 ECAP 测试软件会自动分析波形，如波形自动标识有错误，也可以人为手动调整波形标识。

【测试结果分析】

ECAP 波形往往由一个具有短潜伏期的负波 N 波和跟随其后的有短潜伏期的正波或平台 P 波组成（图 10-2-2）。其波幅的测量为负波的波谷到正波的波峰之间的垂直距离。ECAP 波幅一般在几十到几百微伏之间，以 MED-EL 测试软件为例，波幅范围从数微伏可达 2mV。ART 测试模块内置有识别算法分析 N 和 P 波，计算波幅，还能以幅度增长曲线或称输入—输出曲线的形式呈现刺激电流强度和反应波幅之间的关系，并对幅度增长曲线进行线性回归分析，计算 ECAP 阈值。目前市场上主要人工耳蜗厂家的调试软件中的 ECAP 测试模块均可进行阈值计算。ECAP 具有两个普遍的特性：①当刺激强度达到诱发阈值后，在一定范围内，ECAP 的波幅随着刺激强度的增大而增大；②当两次刺激的间隔小于某一个数值时，随着间隔的减小，ECAP 的波幅变小，当间隔小于神经的绝对不应期之后，则不会引发 ECAP。

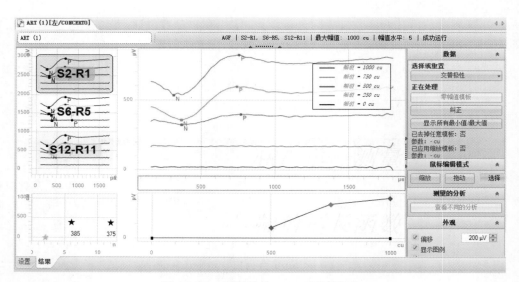

图 10-2-2 调试软件 ECAP 测试界面

【注意事项】

需要注意的是，在清醒状态下最大刺激量设置不能过大，否则将引起受试者的不适。

【临床应用和优缺点】

ECAP 测试在临床上的应用主要体现在可以为调试人员设置编程刺激水平提供参考，对婴幼儿和不能准确报告响度感觉的植入者，ECAP 会提供一定的帮助。

ECAP 测试虽然在临床上属于人工耳蜗调试相关的客观测试中应用最为广泛的一种方法，但存在明显的优缺点。优点主要体现在测试快速、简便，肌电干扰等背景噪声对其影响小，受测试者和受试者的状态影响小，可以预估能听度，测量时间较短，儿童测量不需要镇静剂且不需要额外设备。同样缺点也非常明显，表现为如果数据点太少会导致回归线计算误差较大，不能提供高级听觉功能信息（只有外周水平），和 T 值、M 值的相关性都不太明确。

二、电诱发镫骨肌反射测试

声刺激可以诱发镫骨肌产生收缩的反应称之为声反射，电刺激也会引发可测量的镫骨肌收缩，而利用人工耳蜗系统通过电刺激所诱发的镫骨肌反射也可以分别在术中和术后记录和观察到。术中 ESRT 主要是通过肉眼或手术显微镜直接观察镫骨肌在电刺激听神经后的收缩情况而进行测试的，在术中进行 ESRT 测试时应避免使用肌松药，以免影响测试结果。术后 ESRT 测试主要用于预估 C 值。有研究显示，ESRT 与主观 C 值之间的相关系数为 0.93，高度相关。因此，ESRT 可以用于帮助设置人工耳蜗植入者的 M、MCL 或 C 值。

【测试环境】

由于人工耳蜗调试和声导抗测试对测试环境的要求均相对宽松，测试房间并无特殊要求，一般诊室均可，因此 ESRT 测试对测试环境也没有特殊要求，常规人工耳蜗调试室即可。

在测试设备方面，术后 ESRT 测试不同于术中测试，除了常规人工耳蜗调试设备及调试软件外，还需要一台中耳分析仪（术中不需要）。ESRT 测试设备连接示意图如图 10-2-3 所示。

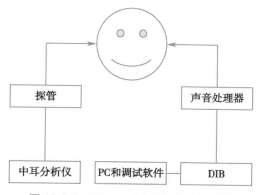

图 10-2-3　ESRT 测试设备连接示意图

【测试前准备】

1. 仪器准备　中耳分析仪和人工耳蜗调试设备。中耳分析仪开机后要先行校准，校准无误后再使用，其主要作用是帮助观察和记录镫骨肌反射。另外，中耳分析仪还用于了解反射耳的中耳情况。只有中耳功能正常才能保证并不是其他因素导致 ESRT 不能引出。调试设备按常规连接并启动调试软件，进入相应测试界面。

2. 病史询问

（1）了解受试者听力损失情况和植入手术史：主要需了解受试者耳蜗有无存

在畸形、术中电极植入的情况以及术中测试情况如何，预估 ESRT 引出情况。一般 CT/MRI 显示无特殊，电极植入无特殊，ESRT 大部分可引出。如中耳有病变、耳蜗有畸形或者听神经发育不良等特殊情况，ESRT 难以引出。

（2）了解受试者非手术耳情况：ESRT 测试时一般选择非植入侧耳作为反射耳，以观察镫骨肌反射是否引出，这主要是为了尽可能避免手术对中耳功能可能存在的影响。需了解受试者有无中耳病理改变、中耳畸形、中耳手术史等，如有这些情况会影响 ESRT 引出。

3. 受试者准备

（1）测试指导：测试人员需向受试者进行充分解释和说明，指导受试者在测试过程中保持头部尽可能不动，不做吞咽动作。如为儿童则需要尽可能与其建立良好的互动关系和氛围，告知测试内容，消除孩子恐惧心理，同时可给予动画视频等奖励，使其能够耐受放置中耳分析仪探管和声音处理器，并在一段时间内保持安静不动。对难以配合完成测试的儿童，可以在睡眠状态下进行。受试者可以在测试的任意时间因不适而终止测试。

（2）受试者位置：受试者以坐位或卧位在测试设备附近即可。

4. 电耳镜检查 ESRT 测试前最好先检查外耳道、鼓膜情况，如果存在外、中耳病理情况，如耳漏、鼓膜充血、穿孔、鼓室积液等情况，则不考虑进行 ESRT 测试。

5. 鼓室图测试 在 ESRT 测试前，需要先进行鼓室图测试，以了解中耳功能状况。只有在中耳功能正常或基本正常，至少反射耳正常的情况下才能进行 ESRT 测试。

6. 电极阻抗值测试 通过测试的阻抗值以了解人工耳蜗系统和电极工作状况是否良好，需要选择工作状态良好的电极进行 ESRT 测试。

7. 测试人员准备 ESRT 测试一般需要两位测试人员。一人控制人工耳蜗调试设备，给出刺激并记录测试结果，同时观察受试者主观反应情况。另一人操作中耳分析仪，判断并记录镫骨肌反射引出情况（图 10-2-4）。

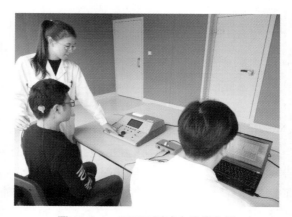

图 10-2-4 ESRT 测试人员操作图

【测试参数】

1. 中耳分析仪的测试参数设置 中耳分析仪需提前准备好，调整到相应测试界面。以某一临床常用中耳分析仪为例，需进入镫骨肌反射测试界面，采用手动声衰减测试模式，比例尺调整至最大（图10-2-5）。

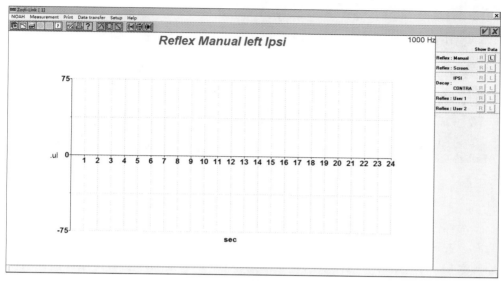

图 10-2-5　镫骨肌反射测试界面

2. 调试设备的参数设置　按照常规调试方法，将人工耳蜗系统与相应调试设备连接。目前临床上有些人工耳蜗公司的调试软件中设有专门的 ESRT 测试界面（图10-2-6），直接进入该界面即可，其他公司进入调试界面也可以进行测试。

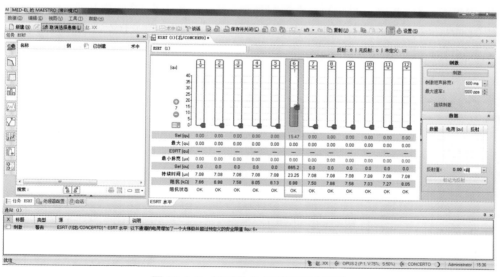

图 10-2-6　调机软件 ESRT 测试界面

【测试流程】

把与调试设备正确连接的声音处理器头件佩戴在植入耳侧，非植入耳（植入对侧耳）塞入中耳分析仪探管（图10-2-7）。注意选择合适的耳塞，确保外耳道密闭不漏气，保持探管位置固定不动，以免产生伪迹影响测试。

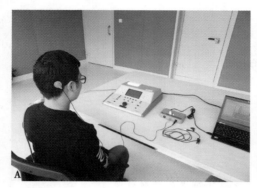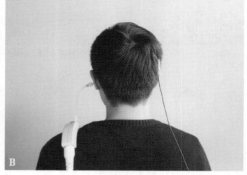

图 10-2-7　ESRT 测试设备连接图
A. ESRT 测试设备的连接；B. 中耳分析仪探管放入非植入耳。

选择需要测试的电极，设置电刺激量并给出刺激，同时观察镫骨肌反射引出情况。起始刺激强度从适中开始，如无镫骨肌反射引出，则通过调试软件逐步增加刺激量，直至中耳分析仪上出现明确的、可重复的跟随性反射。如有镫骨肌反射引出，则降低刺激量，直至镫骨肌反射消失。重复上述步骤验证可靠性，最后将镫骨肌反射消失前的一次刺激值标记为 ESRT。

对于配合度欠佳或者不能长时间配合的受试者，为节省时间一般选择低、中、高频区各一个电极先进行测试，如能继续配合再测试其他电极。一般建议先测中部电极，再测低、高频区两处的电极。

ESRT 阈值判断标准：①当刺激量达到阈值强度后，随着刺激量加大，声反射幅值加大；②声反射具有可重复性。人工耳蜗植入术后 ESRT 测试时中耳分析仪记录的反应如图 10-2-8 所示。

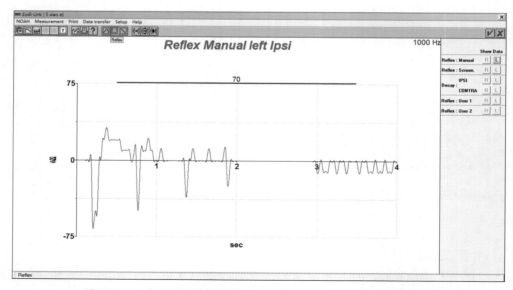

图 10-2-8　人工耳蜗植入术后 ESRT 测试时中耳分析仪记录的图形

【注意事项】

ESRT 的引出率为 80%～90%，其引出率与刺激时程有一定的关系。测试时逐步加大刺激量过程中，一直未能引出反射，但发现受试者已经出现不适现象，不能接受更高刺激量的情况下，应立即终止测试。一般 ESRT 未引出的可能原因包括中耳解剖结构异常、中耳有既往手术史、中耳处于病理状态（耳镜检查或鼓室图异常）、面神经和 / 或听神经存在病理状态、耳蜗骨化或畸形及患者配合不佳等原因。

【临床应用和优缺点】

术后 ESRT 测试目前在人工耳蜗调试中应用越来越广泛，现今研究已经认为 ESRT 是估计最小不舒适阈（或者最大舒适阈）值的可靠方法。部分研究结论认为 ESRT 与最大舒适阈值之间具有高度的相关性。测试结束后，记录下每个电极相对应的 ESRT 阈值，通过公式计算相对应的 M 值，设为耳蜗 M 值。

ESRT 测试在人工耳蜗调试中的优点有：① ESRT 与最大舒适阈高度相关，是其良好预估方法之一，对于不能配合调试的植入者来说，可以帮助调试人员确定植入者的最大舒适阈；②测量时间较短，方法简便，可以辅助人工耳蜗精确调试，在不适阈之前即可引出 ESRT，且成人和儿童都可进行测量；③ ESRT 测试还可以辅助调试人员进行植入者的电极间响度平衡调整，最优化 M 值和 T 值之间的动态范围。当然，ESRT 测试也同样存在一定的缺点，如需要额外设备中耳分析仪，测量因素的限制同声诱发镫骨肌反射一样，而且部分儿童测试时可能需在镇静睡眠中才能进行。

三、电诱发听性脑干反应测试

EABR 测试和 ABR 测试相似，只是刺激信号由声刺激改为电刺激而已。若把记录 ABR 测试时使用的短声刺激改为电流刺激，采用同样的记录条件，依然可以记录到一系列连续的、振幅较小的反应波，波形与 ABR 极其相似，且反应稳定、可靠，由于使用的是电流刺激，故称该反应为电诱发听性脑干反应（EABR）。

由于 EABR 与 ABR 具有相同的神经发生源，因此两类诱发电位的波形形态极其相似，所以对反应波的命名与 ABR 的命名相同。

【测试环境】

EABR 测试环境要求同常规 ABR 要求，需要在隔声屏蔽室内测试。测试设备除听觉诱发电位仪及相关测试用耗材外（详见第七章第二节），还要求该听觉诱发电位仪带外触发接口、外触发同轴电缆、整套人工耳蜗系统的调试设备以及支持 EABR 测试的调试软件或其他支持 EABR 测试的软件。EABR 测试对受试者的要求也同样与常规 ABR 一样，需要在卧位安静条件甚至睡眠状态下测试，因此需准备诊疗床。

【测试前准备】

测试前准备同常规 ABR 测试，唯一需注意的不同点是在进行电极导联准备时，如果采用单通道电极导联模式（多数情况下采用该模式），则一般将参考电极放置在人工耳蜗植入侧别的对侧乳突位置，这是为了尽可能减少由于植入的人工耳蜗系统工作时产生的电伪迹对记录的 EABR 波形的干扰。

进行 EABR 测试时尤其是第一次测试前必须做好充分的准备,反复练习连接所有硬件和练习使用调试及 ABR 记录软件至熟练,在调试模拟器上明确证实诱发电位仪设备能成功启动外触发等。EABR 测试系统连接示意图如图 10-2-9 所示。

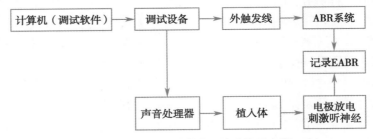

图 10-2-9 EABR 测试系统连接示意图

【测试参数】

EABR 测试时,听觉诱发电位仪设置参数基本与常规短声 ABR 相同,仅需注意在听觉诱发电位仪刺激器选项中勾选外触发或第三方刺激器即可(图 10-2-10)。刺激信号参数可在调试软件 EABR 测试界面进行设置,常用刺激参数包括最高刺激速率、脉宽、脉冲间隔、刺激强度、重复次数等(图 10-2-11)。

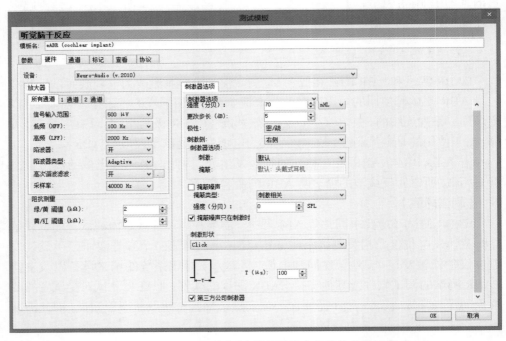

图 10-2-10 EABR 测试中听觉诱发电位仪的参数设置

【数据采集】

软硬件正确连接,测试参数正确设定后,即可采集数据和记录波形。一般先采用最小反应阈上约 20% 的电刺激强度进行记录,如果该强度记录波形不佳,可逐步提高电刺激强度。得到清晰的波形后，可以以适当步距的幅度逐渐降低刺激强度，并得到不同强度的波形结果，直到记录到反应阈值，即可记录到V波的最低刺激强度。基本测试过程与常规ABR测试类同。

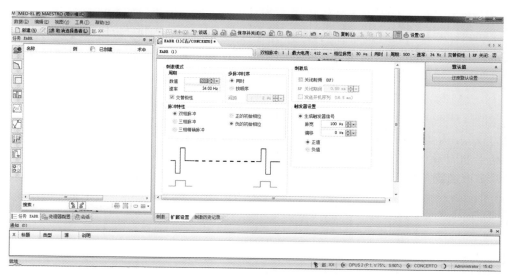

图 10-2-11　EABR 测试调试软件中刺激信号参数设置界面

【测试结果分析】

EABR 波形特点与 ABR 相似，具有较好重复性（图 10-2-12）。但与 ABR 波形还是有差异，主要表现在 EABR 各波潜伏期较 ABR 相应各波短，位于蜗顶和蜗底的不同电极进行刺激所分别记录到的 EABR 各波潜伏期也有差异，I 波常被电刺激伪迹掩盖而难于识别。

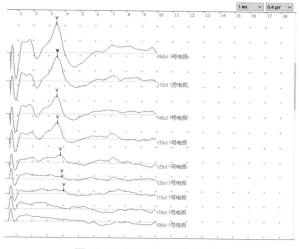

图 10-2-12　EABR 记录波形

【注意事项】

由于刺激信号是人工耳蜗给出的电流刺激，因此在清醒状态下，要注意最大刺激量的合理设置，过大则会引起受试者的不适。其他注意事项同常规 ABR 测试。

【临床应用和优缺点】

EABR 测试在临床上的应用主要为：①评估听觉传导通路功能状态，及评估螺旋神经节及听神经纤维存活数目；②在人工耳蜗植入术中了解植入装置的完好性、电极植入部位、听觉传导通路对电刺激的反应；③人工耳蜗植入术后则可用于估测行为阈值和协助调试等。

EABR 测试的优点在于它是一种能听度的良好预估方法，提供听神经对电刺激的反应能力情况（包括外周神经水平及以上部分）。缺点是预估舒适阈水平的能力较差，需要额外设备如诱发电位仪、触发导线、电极片等，影响声诱发 ABR 记录结果的因素（如肌肉活动、外部干扰等）同样会影响 EABR 的记录，儿童测试时通常需要镇静剂等。

（李　蕴）

第十一章 新生儿听力筛查技术

新生儿听力筛查是早期发现听力障碍最有效的方法，是实现听力障碍早期诊断和早期干预的前提。我国目前采用的新生儿听力筛查策略是普遍新生儿听力筛查（universal newborn hearing screening，UNHS），其指使用客观的生理学方法，对所有活产出生的新生儿进行听力筛查。

广义的新生儿听力筛查包括听力筛查、诊断、干预康复、追踪随访和质量评估5个环节。不同情况的新生儿采用不同的听力筛查流程。

【筛查流程】

1. 正常出生的新生儿筛查流程 实行两阶段筛查：①出生后48h至出院前完成初筛，未通过者及漏筛者于42天内进行复筛；②复筛仍未通过者应当在3月龄内转诊至听力障碍诊治机构接受进一步诊断检查。

2. 新生儿重症监护病房的筛查流程 新生儿重症监护病房（neonatal intensive care unit，NICU）的新生儿筛查流程是，婴儿在出院前、病情稳定后使用自动听性脑干反应（automated auditory brainstem response，AABR）筛查，未通过者3月龄内直接转诊至听力障碍诊治机构接受进一步诊断检查。

具有听力损失高危因素的新生儿，即使通过听力筛查仍应当在3年内每年至少随访1次，在随访过程中怀疑有听力损失时，应当及时到听力障碍诊治机构就诊。

具体的新生儿听力筛查流程如图11-0-1所示。

本章主要介绍新生儿听力筛查的筛查操作。

【测试环境】

1. 测试房间 环境噪声≤45dB（A），远离大型医疗设备及沿街吵闹环境。

2. 测试设备 ①筛查型耳声发射仪，可以进行瞬态声诱发性耳声发射（transiently evoked otoacoustic emission，TEOAE）和畸变产物耳声发射（distortion product otoacoustic emission，DPOAE）筛查；②自动听性脑干反应仪。

【测试前准备】

1. 签署知情同意书 测试前对新生儿家属进行宣教，告知新生儿听力筛查的意义和流程，并让家长签署知情同意书（新生儿听力筛查知情同意书模板见附录5）。如家长不同意筛查，要让家长签字备案。此步骤也可在产妇入院宣教时进行。

2. 信息登记 对当天可以进行听力筛查的新生儿进行信息登记，包括产妇姓名、联系方式、孕周，及新生儿出生日期、分娩方式、出生体重、是否有听力损失高危因素等。

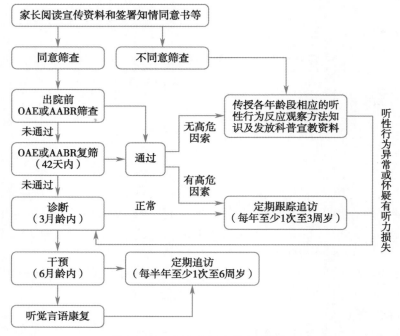

图 11-0-1　新生儿听力筛查流程图

3. 测试仪器准备　每天测试前应常规对测试设备进行探头校准,检测电池电量,清洁、消毒探头及耳塞。

4. 受试新生儿准备　受试儿童需在安静、睡眠状态下测试,嘱咐家长在受试儿童洗澡、喂奶、换尿布熟睡后,怀抱或躺在婴儿床上进行测试。

5. AABR 测试皮肤准备及电极连接　用酒精棉球轻轻擦拭电极安放处皮肤进行脱脂。记录电极置于前额部,接地电极置于脸颊部,参考电极置于颈后部(图 11-0-2),电极阻抗需达到仪器要求。

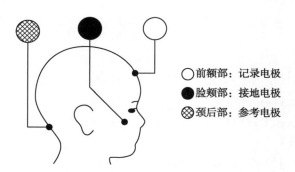

图 11-0-2　AABR 测试电极放置位置

【测试参数】

1. TEOAE 参数

(1)刺激声:短声。

（2）刺激声强度：72～80dB peSPL。

2. DPOAE 参数

（1）刺激声：两个不同频率的纯音 f_1 和 f_2。

（2）$f_2/f_1 = 1.22$。

（3）$f_2 = 2$、3、4、5kHz。

（4）刺激声强度：$L_1 = 65$dB SPL，$L_2 = 55$dB SPL。

3. AABR 参数

（1）刺激声：短声，交替极性。

（2）刺激声强度：35dB nHL。

（3）电极阻抗：≤12kΩ。

【数据采集】

1. 测试体位　筛查时受试儿童可取侧卧位，检查耳朝上，也可以由家长抱在怀里进行测试（图 11-0-3）。

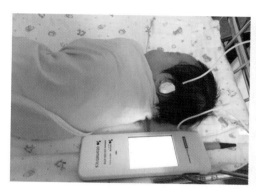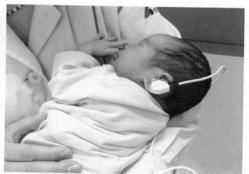

图 11-0-3　听力筛查测试体位

2. 清洁外耳道　新生儿外耳道大多有胎脂残留，测试前可用细棉签轻轻擦拭，以免堵塞探头，影响测试结果。新生儿的外耳道非常柔软，容易受挤压变形，轻轻按摩耳屏并牵拉耳郭，有助于打开外耳道。

3. 选择合适的耳塞　根据受试儿童外耳道的大小选择合适的耳塞，确保外耳道与探头密闭。漏气会导致测试音失真和噪声过多，从而延长测试时间。

4. 探头的放置　轻轻将耳郭向后下方牵拉，使外耳道变直，看清外耳道走向后，轻轻旋转着将探头插入外耳道。注意探头方向要与外耳道走向一致（图 11-0-4）。

5. 选择测试项目 TEOAE、DPOAE 或 AABR 进行测试。

6. 测试完一耳，取出探头，检查探头是否有异物堵塞，如有要及时清洁。然后相同方法测试另一耳。如果第一次测试不通过，可轻轻按压耳屏，并轻轻牵拉耳郭数次后重新测试一次。

7. 如果受试儿童体动较多或哭泣，嘱家长喂奶、安抚，待熟睡后重新测试。

8. 双耳测试完成后，填写听力筛查报告单交给家长，并对结果进行解释，未通过者交代家长复查时间和注意事项。同时，在听力筛查记录本上记录测试结果。

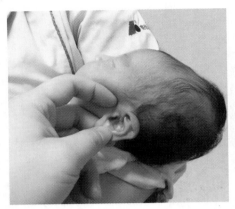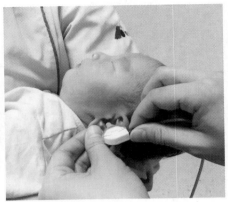

图 11-0-4　探头放置手法

【测试结果分析】

筛查结果有两种："有明确反应（Pass）"表示筛查通过；"无明确反应（Refer）"表示筛查未通过。

1. TEOAE 结果判读（图 11-0-5）

（1）"有明确反应（Pass）"表示测试通过，表明受试儿童的外毛细胞的功能是正常的，通过指标为 A（伪迹率）≤20% 和 S（刺激稳定率）≥80%。

（2）"无明确反应（Refer）"表示测试未通过，可分为以下两种情况：①A 和 S 的数值正常（A≤20% 和 S≥80%），表示测试条件较好，此时未通过提示外耳、中耳至耳蜗外毛细胞通路上可能存在异常；②A 和 S 的数值异常（A>20% 或 S<80%），表示测试条件不佳，需重新测试。

注：如果 A>20%，说明周围环境噪声过大，需在周围环境安静时重测；如果 S<80%，说明探测头可能松动或是在外耳道内放置的位置不正确。

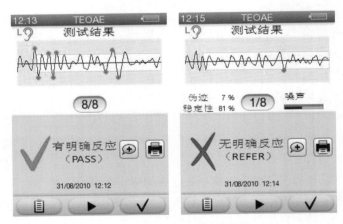

图 11-0-5　TEOAE 测试结果

2. DPOAE 结果判读（图 11-0-6）

（1）"有明确反应（Pass）"：表示测试通过，表明在受试儿童耳蜗的 4 个不同频率区域内，至少有 3 个区域内的外毛细胞在测试时功能正常。

（2）"无明确反应（Refer）"：表示测试未通过，表明在 4 个测试频率中，至少有 2 个频率检测不到显著的 DPOAE 响应，提示外耳、中耳至耳蜗外毛细胞通路上可能存在异常。测试条件太嘈杂或探头没有放置好也可以导致测试未通过。最低的几个频率更容易受到影响。低频测试为未通过、高频测试为通过是测试条件不理想的标志。如果遇到这种情况，应在改善测试条件后重新测试。

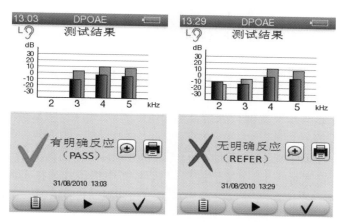

图 11-0-6 DPOAE 测试结果

3. AABR 结果判读（图 11-0-7）

（1）"有明确反应（Pass）"表示测试通过，表明受试儿童 35dB nHL 有听性脑干反应，在 2 000～4 000Hz 的频率范围内无明显听力损失。

（2）"无明确反应（Refer）"表示测试未通过，表明受试者从外耳、中耳、耳蜗、蜗神经至脑干通路上可能存在异常。当电磁干扰太大时也可能导致结果为"Refer"。由于婴幼儿在扭动、吸吮时会产生大量的生物电，其他电磁产品或荧光灯也会产生电磁干扰。如果显示屏上的 ABR 条块接近通过标准，但没有产生通过的结果，提示可能存在环境噪声干扰，应设法改善测试环境，然后重新进行测试。

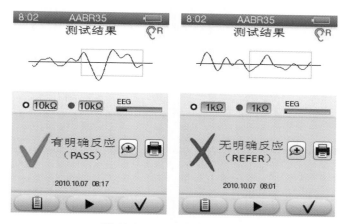

图 11-0-7 AABR 测试结果

4. 筛查结果的解读　听力筛查的目的是把可能存在听力损失的婴幼儿筛查出来,筛查型 OAE 和 AABR 技术不能确定听力损失的性质和程度,听力筛查未通过不能等同于存在听力损失,需进一步接受全面听力学诊断予以确诊。听力筛查通过只可说明受试儿童接受测试时耳蜗功能正常,并不能排除迟发性或进行性听力损失出现的可能。此外,在儿童正常发育过程中尚存在多种可能导致听力损失的情况,应告知家长按时接受听力学监测,并提高听力保健意识。

【注意事项】

1. 每天测试前都应对探头进行校准。

2. 测试时要保持探头清洁,防止耵聍堵塞。

3. 硅胶耳塞要定期清洁消毒,防止交叉感染。

4. 筛查过程中应保持动作轻柔,以免对受试儿的外耳道造成损伤。

5. 测试时受试儿童要保持安静状态,如果哭闹、扭动,可让家长喂奶或换尿布,待受试儿安静后再测试。

6. AABR 测试时,要避免其他电子产品和荧光灯等产生的电磁干扰。

7. AABR 测试时,如果阻抗值过高,需要检查电极电线连接是否准确,电极放置位置是否正确,必要时重新擦拭电极放置部位皮肤,如有需要,粘贴新的电极以查看它们是否会降低电阻值。

8. 初筛未通过者,可于出院前再筛查一次,但不要反复多次测试。

9. 不管初筛是单耳未通过还是双耳未通过,复筛时都应进行双耳测试。

（程晓华）

第十二章

综合病例分析

听觉系统从外周到中枢，可以分为外耳、中耳、内耳、听神经及听觉中枢。不同部位的病变，可以表现出相同或不同的临床症状和听力学检查结果。例如外耳道盯聍栓塞、分泌性中耳炎、突发性聋均可表现为耳闷症状，又如耳硬化症和大前庭水管综合征均可出现混合性的听力下降。但大前庭水管综合征患者常出现波动性听力下降，而耳硬化症的患者常表现为进行性听力下降。因此，综合病史询问、专科检查以及听力学评估是听力疾病诊断的关键。临床上根据病变发生的部位可以分为传导性听力损失、感音神经性听力损失以及混合性听力损失。

第一节 传导性听力损失与混合性听力损失病例分析

一、分泌性中耳炎病例分析

（一）病例 1

1. 病史情况 患儿 7 岁，男性。主诉：发觉患儿近 1 周听声反应较前迟钝，与之交流时需要重复 2～3 遍，看电视音量较前明显增大；未诉耳痛、耳流脓、耳鸣及头晕等不适，言语发音未觉异常。追问病史，患儿 1 周前出现发热、鼻塞、流脓涕等上呼吸道感染的症状。

2. 专科检查 双侧外耳道通畅。鼓膜完整，内陷明显，光锥消失，局部见液气泡。

3. 听力学检查 ①声导抗鼓室图示双耳 B 型曲线（图 12-1-1）；②声反射双耳同侧和对侧均未引出（表 12-1-1）；③纯音听阈测试示双耳轻度传导性听力损失（图 12-1-2）。

4. 初步诊断 双耳急性分泌性中耳炎。

5. 综合病例分析 急性分泌性中耳炎较多见于儿童，常由上呼吸道感染（感冒、急性鼻炎等）诱发，患儿由于自身言语表达及行为能力有限，多由家长发现患儿对声音反应较前迟钝（差），或看电视等日常聆听行为对音量的要求较前提高而前来就诊。

在病史询问过程中，要特别询问患儿出生时听力筛查、言语发音情况，以及近期有无上呼吸道感染的病史。如患儿既往出生听力筛查通过，平素听声敏感、言语发音清晰度正常，而由于近日感冒发热后出现听力下降，但无耳痛、耳流脓、耳鸣及头晕等不适临床主诉,则首先考虑急性分泌性中耳炎的诊断。

专科检查主要表现为鼓膜完整内陷,松弛部无充血或稍充血,紧张部光锥消失,可见液平线或气泡影。

听力学检查主要表现为鼓室图为 B 型曲线或 C 型曲线。通常可见患耳(指示耳)的同侧和对侧声反射消失,但是当听力损失为轻度,可出现阈值升高的现象。儿

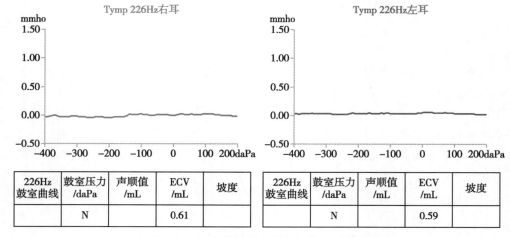

226Hz鼓室曲线	鼓室压力/daPa	声顺值/mL	ECV/mL	坡度
	N		0.61	

226Hz鼓室曲线	鼓室压力/daPa	声顺值/mL	ECV/mL	坡度
	N		0.59	

图 12-1-1　声导抗鼓室图示双耳 B 型曲线

表 12-1-1　不同频率刺激声反射引出情况

侧别	右耳刺激声频率				左耳刺激声频率			
	0.5kHz	1kHz	2kHz	4kHz	0.5kHz	1kHz	2kHz	4kHz
同侧	NR	NR	NR	NR	NR	NR	NR	NR
对侧	NR	NR	NR	NR	NR	NR	NR	NR

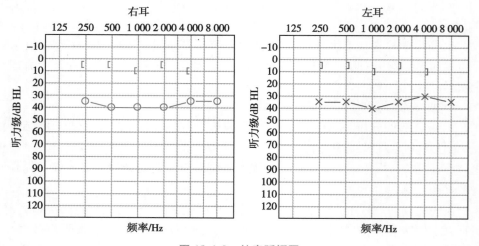

图 12-1-2　纯音听阈图

童行为测听多表现为：①轻度传导性听力损失；②听力虽在正常范围（≤25dB HL），但存在明显气-骨导差值；③中度传导性听力损失，全频均可出现下降。

（二）病例2

1. 病史情况 患者43岁，女性。主诉：右耳闷伴听力下降5天余，伴嗡鸣样耳鸣；无耳痛、耳流脓及头晕等不适。追问病史，患者5天前感冒鼻塞后乘飞机过程中出现耳闷、耳胀痛不适。

2. 专科检查 双侧外耳道通畅。右侧鼓膜完整内陷，光锥消失，肉眼鼓膜外观浑浊，似琥珀色，左侧鼓膜未见异常。

3. 听力学检查 ①鼓室图示左耳A型曲线，右耳B型曲线（图12-1-3）；②右耳同侧和对侧镫骨肌声反射均未引出，左耳同侧镫骨肌声反射引出，对侧2 000Hz频率刺激镫骨肌声反射阈值为95dB HL，其余频率刺激镫骨肌声反射均未引出（表12-1-2）；③纯音听阈测试示左耳听力正常，右耳中度混合性听力损失，各频率气导和骨导阈值均升高，存在气-骨导差值（图12-1-4）。

4. 初步诊断 右侧急性分泌性中耳炎。

5. 综合病例分析 成人急性分泌性中耳炎最常见的主诉是耳闷塞感，伴听力下降，部分患者可出现低音调的嗡嗡样耳鸣或者头晃动后出现耳内水响感，或捏鼻鼓气、吞咽打嗝时出现一过性的气过水声，无明显耳痛、头晕等不适。追问病史，患者常诉近日有上呼吸道感染、不正确的捏擤鼻、擤鼻涕或乘机的病史。

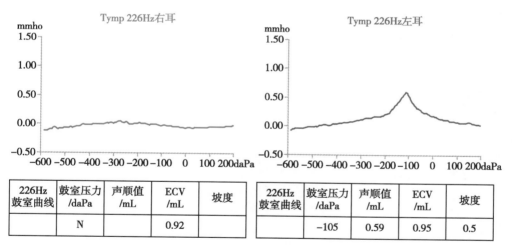

226Hz 鼓室曲线	鼓室压力 /daPa	声顺值 /mL	ECV /mL	坡度
	N		0.92	

226Hz 鼓室曲线	鼓室压力 /daPa	声顺值 /mL	ECV /mL	坡度
	−105	0.59	0.95	0.5

图 12-1-3 声导抗鼓室图

表 12-1-2 不同频率刺激声反射引出情况

侧别	右耳刺激声频率				左耳刺激声频率			
	0.5kHz	1kHz	2kHz	4kHz	0.5kHz	1kHz	2kHz	4kHz
同侧	NR	NR	NR	NR	95dB HL	95dB HL	85dB HL	85dB HL
对侧	NR	NR	NR	NR	NR	NR	NR	NR

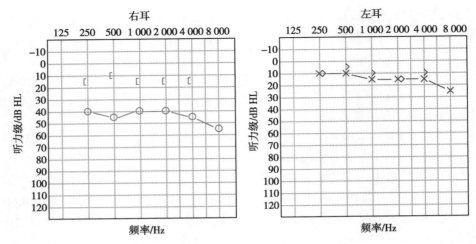

图 12-1-4 纯音听阈图

专科检查主要表现为鼓膜完整内陷，光锥消失，锤骨柄突出明显，鼓膜外观浑浊，似琥珀色。部分患者耳镜下可见液平面或气泡影。

听力学检查主要表现为鼓室图 B 型曲线或 C 型，通常可见患耳（指示耳）的同侧和对侧镫骨肌声反射消失，但是当听力损失为轻度时，可出现阈值升高。纯音听阈测试多表现为传导性听力损失，全频均可出现听阈升高。但对于部分年龄较大的患者，如果本身即存在感音神经性听力下降，在并发分泌性中耳炎后会出现明显的混合性听力损失的表现。

二、化脓性中耳炎病例分析

1. 病史情况 患者 56 岁，男性。主诉：反复左耳流黏脓性分泌物伴听力下降 5 年余，每遇外耳道进水、感冒或鼻塞时上述症状加重，近 2 个月开始出现左耳持续性高频样耳鸣音；未诉头晕、耳闷、耳痛及血水样分泌物等。

2. 专科检查 左侧外耳道内见较多白色黏脓性分泌物，予耳内镜下清理外耳道后见鼓膜紧张部大穿孔，鼓室内潮湿、黏膜充血肿胀。

3. 听力学检查 ①鼓室图示右耳 A 型曲线、左耳平坦型曲线（图 12-1-5）（注意，临床上如果肉眼可见明显的鼓膜穿孔，可不行鼓室图测试）；②右耳同侧镫骨肌声反射引出，对侧声反射未引出，左耳同侧和对侧声反射均未引出（表 12-1-3）；③纯音听阈测试示左耳中度混合性听力损失，右耳纯音听阈正常（图 12-1-6）。

4. 初步诊断 左耳慢性化脓性中耳炎。

5. 综合病例分析 慢性化脓性中耳炎，临床主要表现为反复外耳道流脓，分泌的脓液稀薄或黏稠，间断好转或长期坚持不停，常于外耳道进水或上呼吸道感染（感冒、急性鼻炎等）后再次诱发。化脓性中耳炎早期表现为轻度传导性听力损失，随着病程的延长，炎性分泌物破坏听骨链或毒素渗入内耳后导致听力进一步下降，逐步出现混合性听力损失，并伴有耳鸣。

专科检查主要表现为鼓膜紧张部或边缘性穿孔，部分患者可见松弛部内陷明显，伴胆脂瘤形成。

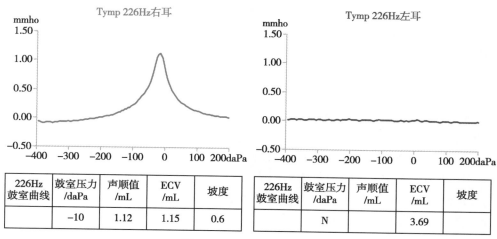

图 12-1-5 声导抗鼓室图

表 12-1-3 不同频率刺激声反射引出情况

侧别	右耳刺激声频率				左耳刺激声频率			
	0.5kHz	1kHz	2kHz	4kHz	0.5kHz	1kHz	2kHz	4kHz
同侧	85dB HL	90dB HL	85dB HL	90dB HL	NR	NR	NR	NR
对侧	NR	NR	NR	NR	NR	NR	NR	NR

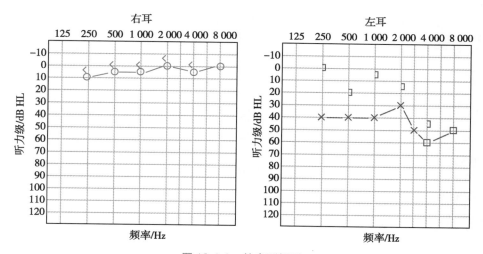

图 12-1-6 纯音听阈图

　　临床如果耳镜下肉眼可见明显穿孔，且外耳道内存在较多分泌物时，易损坏设备，应慎重行声导抗检查。但对于一些肉眼看不清的小穿孔，可进一步行鼓室图检查明确有无穿孔情况。鼓膜小穿孔行鼓室图检查表现为平坦型曲线，但与分泌性中耳炎的 B 型曲线不同的是，鼓室图上患者外耳道容积较对侧耳明显增大，本例患者鼓室图可见等效外耳道容积为 3.69mL，较右侧明显增大。纯音听阈测试可见听力损失程度轻重不一，与患者中耳炎的发病年限及中耳鼓室的病变程度有关。少数病程较长，听骨链破坏中断、鼓室内已形成胆脂瘤的患者可表现为重度混合性听力损失或感音神经性听力损失。

三、耳硬化症病例分析

1. 病史情况　患者 43 岁，女性。主诉：自觉双耳进行性听力下降 1 年余，近半年出现双耳耳鸣，无耳流脓、耳闷、耳痛、头晕等不适。

2. 专科检查　双侧外耳道通畅，鼓膜完整，未见异常。

3. 听力学检查　①声导抗鼓室图示双侧 As 型曲线，声顺值低于 0.3mL，峰压点在正常范围（图 12-1-7）；②声反射双耳同侧和对侧均未引出（表 12-1-4）；③纯音听阈测试示双侧轻度传导性听力损失（图 12-1-8）；④盖莱试验双耳均显示阴性。

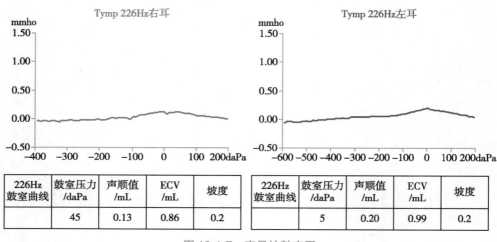

226Hz 鼓室曲线	鼓室压力 /daPa	声顺值 /mL	ECV /mL	坡度
	45	0.13	0.86	0.2

226Hz 鼓室曲线	鼓室压力 /daPa	声顺值 /mL	ECV /mL	坡度
	5	0.20	0.99	0.2

图 12-1-7　声导抗鼓室图

表 12-1-4　不同频率刺激声反射引出情况

侧别	右耳刺激声频率				左耳刺激声频率			
	0.5kHz	1kHz	2kHz	4kHz	0.5kHz	1kHz	2kHz	4kHz
同侧	NR	NR	NR	NR	NR	NR	NR	NR
对侧	NR	NR	NR	NR	NR	NR	NR	NR

4. 初步诊断　双侧耳硬化症。

5. 综合病例分析　耳硬化症常多见于女性患者，无明显诱因下双耳同时或先后出现缓慢进行性听力下降、耳鸣，不伴耳闷、耳漏等其他耳部症状，部分患者随着病程延长，累及内耳，可有耳闷及眩晕表现。部分患者常主诉在嘈杂环境中比在安静环境下感觉听力改善，称为 Willis 误听。

专科检查中，由于耳硬化症多累及镫骨足板及前庭窗，鼓膜多无异常表现。部分病例可见后上象限透红区，为鼓岬活动病灶区黏膜充血的反映，称为 Schwartze 征。

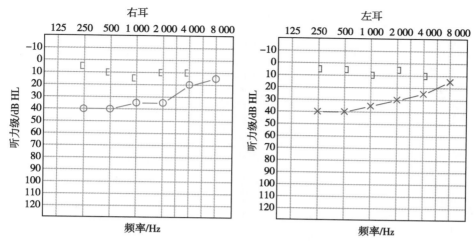

图 12-1-8 纯音听阈图

听力学检查与镫骨固定程度及有无蜗性损害有关。根据病变的程度，在发病的早期主要表现为单纯传导性听力损失，至发病中期出现中度混合性听力损失，耳硬化症晚期表现为重度 - 极重度感音神经性听力损失。下图为不同耳硬化症患者的早期、中期和晚期的纯音听力图表现。

（1）早期：纯音听阈示骨导听阈正常，气导听阈呈上升型曲线，气 - 骨导差在30～35dB，低频 250～500Hz 更为显著（见图 12-1-8）。

（2）中期：纯音听阈示骨导听阈表现为 1 000～2 000Hz 出现不同程度阈值升高，呈 V 形下降，但 4 000Hz 接近正常，称为卡哈切迹（Carhart notch）。气导呈水平曲线，气 - 骨导差部分频率大于 45dB HL（图 12-1-9）。

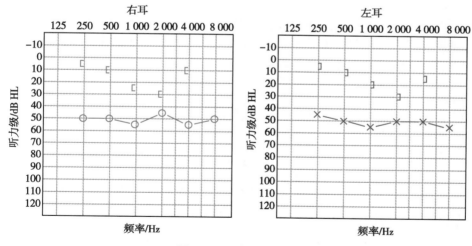

图 12-1-9 纯音听阈图

（3）晚期：骨导与气导均呈下降曲线，低频（250Hz、500Hz）气 - 骨导差可存在或消失，1 000Hz 以上骨导消失，气导听阈为极重度听力损失（图 12-1-10）。

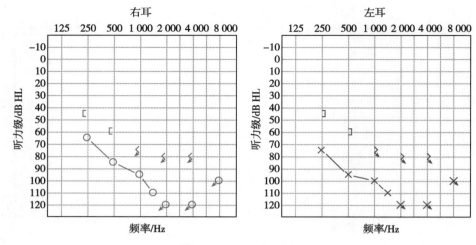

图 12-1-10　纯音听阈图

（陈建勇）

第二节　感音神经性听力损失病例分析

一、老年性聋病例分析

1. 病史情况　患者 76 岁，男性。主诉：双耳进行性听力下降 2 年余，近 2 个月感言语识别能力下降，噪声环境下明显；无耳痛、耳流脓、耳鸣及头晕等不适，近 2 个月无上呼吸道感染病史。

2. 专科检查　双侧外耳道通畅，双侧鼓膜完整，光锥可见。

3. 听力学检查　①鼓室图示双侧 A 型曲线（图 12-2-1）；②不同频率刺激声条件下镫骨肌声反射引出情况如图 12-2-2 所示；③纯音听阈测试示双侧对称性感音神经性听力损失（表 12-2-1）；④言语测听示右耳最大言语识别率为 100%，左耳最大言语识别率为 80%（图 12-2-3）。

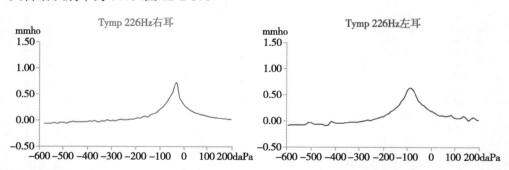

226Hz 鼓室曲线	鼓室压力 /daPa	声顺值 /mL	ECV /mL	坡度
	−25	0.73	0.80	0.7

226Hz 鼓室曲线	鼓室压力 /daPa	声顺值 /mL	ECV /mL	坡度
	−80	0.64	0.72	0.5

图 12-2-1　声导抗鼓室图

表 12-2-1 不同频率刺激声反射引出情况

侧别	右耳刺激声频率				左耳刺激声频率			
	0.5kHz	1kHz	2kHz	4kHz	0.5kHz	1kHz	2kHz	4kHz
同侧	100dB HL	105dB HL	NR	NR	100dB HL	NR	NR	NR
对侧	105dB HL	NR	NR	NR	105dB HL	105dB HL	NR	NR

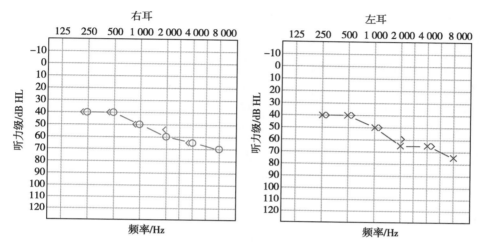

图 12-2-2 纯音听阈图

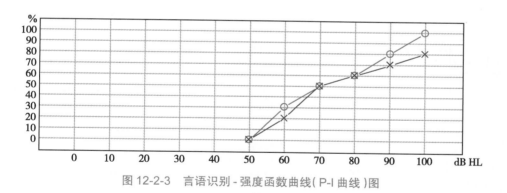

图 12-2-3 言语识别 - 强度函数曲线(P-I 曲线)图

4. 初步诊断 双侧老年性聋。

5. 综合病例分析 老年性聋患者常主诉双耳进行性听力下降,伴言语识别能力下降,噪声环境下言语识别困难更为明显,部分患者伴耳鸣,无耳痛、头晕等不适。

专科检查表现为鼓膜完整,光锥可见。

听力学检查主要表现为鼓室图为 A 型曲线。声反射同侧和对侧阈值均升高或不能引出,部分患者出现重振现象,表现为声反射阈与纯音听阈的差值小于 60dB。纯音测听表现为双侧对称性感音神经性听力损失,即全频气导、骨导阈值均升高,无气 - 骨导差,高频听力下降程度更重。言语测听最大言语识别率能否达到 100%

取决于言语频率听力损失程度和时间,部分患者出现听觉皮层退化现象,导致言语识别能力明显下降。老年性聋多见于 60 岁以上老年人,少数基因缺陷患者发病年龄可提前至 50 岁。

二、突发性聋病例分析

(一)病例1

1. 病史情况 患者 32 岁,女性。主诉:右耳闷 3 天;无耳痛、耳流脓及头晕等不适。

2. 专科检查 双侧外耳道通畅,双侧鼓膜完整,光锥可见。

3. 听力学检查 ①声导抗鼓室图示双侧 A 型曲线(图 12-2-4);②声反射双耳同侧和对侧均引出,右耳 500Hz 刺激声同侧和对侧阈值升高(表 12-2-2);③纯音听阈测试示右耳低频感音神经性听力下降(图 12-2-5)。

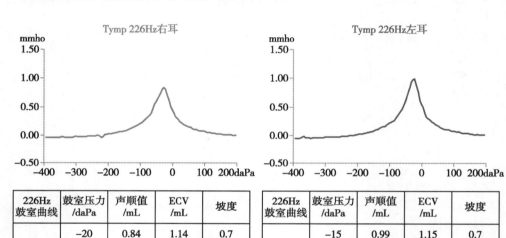

226Hz 鼓室曲线	鼓室压力 /daPa	声顺值 /mL	ECV /mL	坡度
	−20	0.84	1.14	0.7

226Hz 鼓室曲线	鼓室压力 /daPa	声顺值 /mL	ECV /mL	坡度
	−15	0.99	1.15	0.7

图 12-2-4 声导抗鼓室图

表 12-2-2 不同频率刺激声反射引出情况

侧别	右耳刺激声频率				左耳刺激声频率			
	0.5kHz	1kHz	2kHz	4kHz	0.5kHz	1kHz	2kHz	4kHz
同侧	100dB HL	80dB HL	80dB HL	85dB HL	80dB HL	80dB HL	85dB HL	90dB HL
对侧	85dB HL	85dB HL	90dB HL	95dB HL	105dB HL	85dB HL	85dB HL	90dB HL

4. 初步诊断 右侧突发性聋。

5. 综合病例分析 突发性聋病因不明,局部和全身因素均可能引起,以单侧发病多见,常见的病因包括血管性疾病、病毒感染、自身免疫性疾病、传染性疾病、肿瘤等。一般认为精神紧张、压力大、情绪波动、生活不规律、睡眠障碍等可能是突发性聋的主要诱因。低频突发性聋多见于年轻女性,临床症状多见耳闷塞感、听力下降,部分患者可出现耳鸣、头晕或眩晕不适。目前临床引起低频突发性聋的病因及诱因尚不清楚,部分患者在发病前常有加班熬夜、睡眠不足、劳累及病毒感染的病史。病理主要考虑为细胞水肿或迷路积水,临床治疗以脱水剂及激素治疗效果显著,国内突发性聋诊断及治疗指南报道该型突发性聋治疗效果较好,有效率为95.83%。

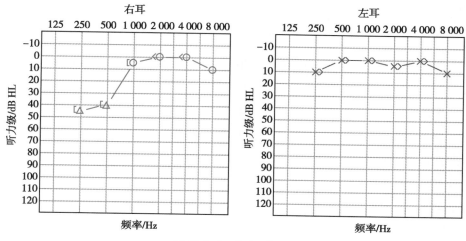

图 12-2-5　纯音听阈图

（二）病例 2

1. 病史情况　患者 54 岁,男性。主诉:右耳突发性听力下降 5 天;无耳鸣、耳痛、耳流脓及头晕等不适,无上呼吸道感染病史,有高血压、糖尿病病史多年。

2. 专科检查　双侧外耳道通畅,双侧鼓膜完整,光锥可见。

3. 听力学检查　①鼓室图示双侧 A 型曲线（图 12-2-6）;②左耳同侧声反射引出,对侧未引出,右耳声反射同侧未引出,对侧阈值提高(表 12-2-3);③纯音听阈示右侧全频听力下降(图 12-2-7)。

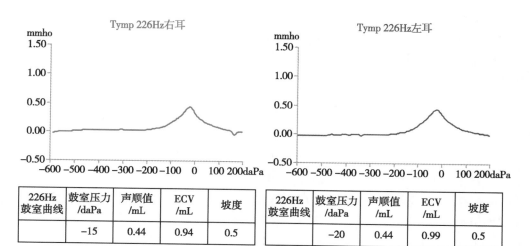

226Hz 鼓室曲线	鼓室压力 /daPa	声顺值 /mL	ECV /mL	坡度
	−15	0.44	0.94	0.5

226Hz 鼓室曲线	鼓室压力 /daPa	声顺值 /mL	ECV /mL	坡度
	−20	0.44	0.99	0.5

图 12-2-6　声导抗鼓室图

表 12-2-3　不同频率刺激声反射引出情况

侧别	右耳刺激声频率				左耳刺激声频率			
	0.5kHz	1kHz	2kHz	4kHz	0.5kHz	1kHz	2kHz	4kHz
同侧	NR	NR	NR	NR	80dB HL	80dB HL	85dB HL	90dB HL
对侧	85dB HL	85dB HL	90dB HL	95dB HL	NR	NR	NR	NR

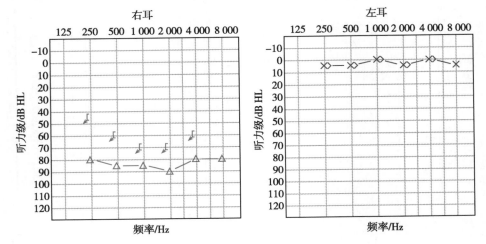

图 12-2-7　纯音听阈图

4. 初步诊断　右侧突发性聋。

5. 综合病例分析　全频下降型突发性聋患者根据听力下降的程度不同,可表现出不同程度的言语交流障碍。平坦下降型突发性聋多见于老年人,临床以单侧突发性听力下降为主要表现,常伴有耳闷塞感、耳鸣、头晕或眩晕不适。目前指南认为引起平坦型突发性聋的病理特点多为血管纹功能障碍或内耳血管痉挛。临床治疗以扩血管、改善内耳微循环为主。国内突发性聋多中心临床研究结果显示,该型突发性聋治疗效果较高频下降型好,有效率为 87.39%。

听力学检查主要表现为声导抗鼓室图示 A 型曲线,患耳声反射不能引出,或阈值提高。声反射能否引出,与听力损失程度相关。纯音听阈测试表现为单侧感音神经性听力损失,极少出现双耳同时突发性聋的病例。

三、听神经瘤病例分析

1. 病史情况　患者 53 岁,男性。主诉:左侧耳鸣 6 年,头晕 2 个月余,无耳痛、流脓不适。近 1 个月无上呼吸道感染史,否认高血压、糖尿病病史。

2. 专科检查　双侧外耳道通畅,双侧鼓膜完整,光锥可见。

3. 听力学检查　①鼓室图示双侧 A 型曲线(图 12-2-8);②右耳同侧镫骨肌声反射引出,对侧 500Hz 引出,余频率刺激声条件下未引出,左耳同侧及对侧声反射均未引出(表 12-2-4);③纯音听阈测试示左侧感音神经性听力损失,高频听力下降明显,右侧听力正常(图 12-2-9);④言语测听(单音节词言语识别率)示右侧最大言语识别率 100%，左侧最大言语识别率 70%，随言语强度增加言语识别率出现回跌（图 12-2-10）；⑤听性脑干反应测试示气导短声 90dB nHL 刺激声条件下右侧Ⅰ波、Ⅲ波、Ⅴ波各波分化可见，波形重复性好，各波潜伏期未见延长，左侧未见可分化的Ⅰ波、Ⅲ波、Ⅴ波波形（图 12-2-11）；⑥ DPOAE 示左耳未引出，右耳引出（图 12-2-12）。

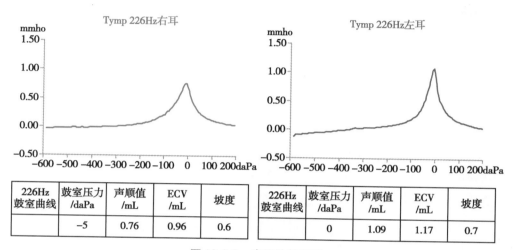

226Hz 鼓室曲线	鼓室压力 /daPa	声顺值 /mL	ECV /mL	坡度
	−5	0.76	0.96	0.6

226Hz 鼓室曲线	鼓室压力 /daPa	声顺值 /mL	ECV /mL	坡度
	0	1.09	1.17	0.7

图 12-2-8 声导抗鼓室图

表 12-2-4 不同频率刺激声反射引出情况

侧别	右耳刺激声频率				左耳刺激声频率			
	0.5kHz	1kHz	2kHz	4kHz	0.5kHz	1kHz	2kHz	4kHz
同侧	90dB HL	85dB HL	90dB HL	85dB HL	110dB HL	NR	NR	NR
对侧	NR	NR	NR	NR	100dB HL	95dB HL	100dB HL	95dB HL

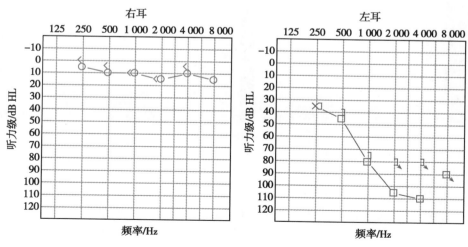

图 12-2-9 纯音听阈图

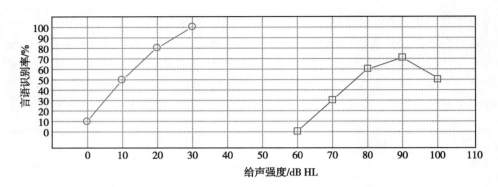

图 12-2-10　言语识别 - 强度函数曲线（ P-I 曲线 ）图

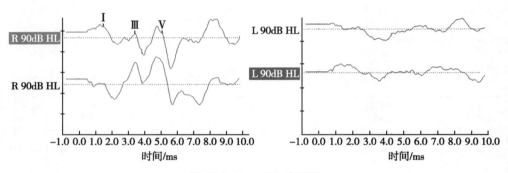

图 12-2-11　ABR 波形图

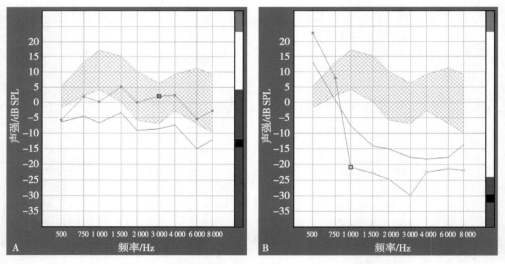

图 12-2-12　畸变产物耳声发射（ DPOAE ）各频率幅值情况
红色线条表示噪声信号，绿色线条为耳声发射信号。A. 右耳；B. 左耳。

4. 初步诊断　左侧听神经瘤。

5. 综合病例分析　听神经瘤多见于成人。患者常主诉单侧耳鸣及听力下降，部分患者伴眩晕。部分患者可表现为突发性聋的病史。根据听神经瘤大小，肿瘤压迫周围组织，患者还可表现出颅内高压、面神经麻痹等神经系统的症状和体征。

专科检查外耳道及鼓膜无明显异常。

听力学检查主要表现为声导抗鼓室图为 A 型曲线。声反射患侧耳不能引出。纯音测听表现为单侧感音神经性听力下降，多数为高频下降，少数为平坦型或低频下降型。在听神经瘤发病的早期，瘤体较小时，纯音测听表现为轻 - 中度感音神经性听力损失，随着瘤体的增大，听阈逐渐提高，最后发展成重 - 极重度感音神经性听力损失。言语测听表现为患侧最大言语识别率下降，不能达到 100%，并且随着言语刺激声强度的增加出现回跌现象。临床常规在 90dB nHL 刺激声强下进行听性脑干反应检查，如果 80dB nHL 刺激声强下未能引出波形分化，可逐步增加声强至最大输出再进行检测。分析的指标包括：患者Ⅰ波、Ⅲ波、Ⅴ波的波形分化，重复性及各波潜伏期、波间潜伏期以及双耳Ⅰ-Ⅴ波间期潜伏期差值情况。听神经瘤患者主要表现为患侧耳Ⅰ波、Ⅲ波、Ⅴ波分化不清，或Ⅲ波和Ⅴ波潜伏期延长、Ⅰ-Ⅴ波间期延长，或双侧Ⅰ-Ⅴ波间期差值大于 0.4ms 的检测结果。确诊依赖 MRI 检查（图 12-2-13）。

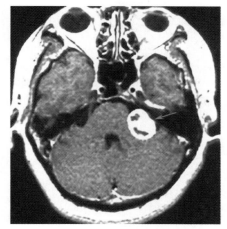

图 12-2-13　内耳道 MRI 表现
显示左侧小脑脑桥角区及内耳道占位性病变，
与周围组织分界清楚，增强后出现强化。

四、梅尼埃病病例分析

1. 病史情况　患者 57 岁，女性。主诉：反复发作性眩晕，伴右耳闷、耳鸣及听力下降 2 月余，感听力下降有波动性，时好时差；近 1 周劳累后再发上述症状并加重，眩晕发作 3 次，每于发作前感耳闷及耳鸣不适；伴恶心、视物旋转，眩晕每次发作持续 30 分钟以上，发作与体位无关。

2. 专科检查　双侧外耳道通畅，双侧鼓膜完整，光锥可见。

3. 听力学检查　①鼓室图示双侧 A 型曲线（图 12-2-14）；②镫骨肌声反射示左耳同侧引出，对侧 500Hz 未引出，右耳 500Hz 同侧未引出，对侧引出，阈值升高（表 12-2-5）；③纯音听阈测试示右耳低频感音神经性听力损失（图 12-2-15）；④耳蜗电图 -SP/AP＞40%，甘油试验阳性（图 12-2-16）。

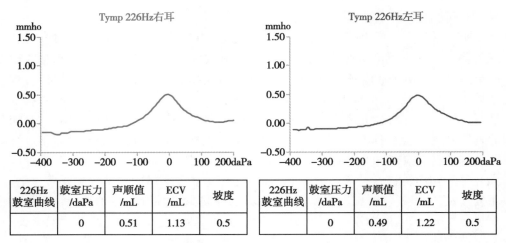

图 12-2-14　声导抗鼓室图

表 12-2-5　不同频率刺激声反射引出情况

侧别	右耳刺激声频率				左耳刺激声频率			
	0.5kHz	1kHz	2kHz	4kHz	0.5kHz	1kHz	2kHz	4kHz
同侧	NR	90dB HL	90dB HL	90dB HL	85dB HL	85dB HL	85dB HL	85dB HL
对侧	90dB HL	90dB HL	95dB HL	95dB HL	NR	90dB HL	90dB HL	90dB HL

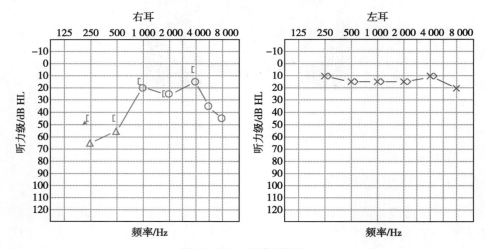

图 12-2-15　纯音听阈图

4. 初步诊断　右侧梅尼埃病（Ⅱ期）。

5. 综合病例分析　梅尼埃病以反复发作性眩晕、波动性听力下降、耳鸣、耳闷为特征。2017 年中华耳鼻咽喉头颈外科杂志编辑委员会和中华医学会耳鼻咽喉头颈外科分会发布《梅尼埃病的诊断和治疗指南（2017）》。最新指南根据患者最近 6 个月内间歇期听力最差时 500Hz、1 000Hz、2 000Hz 纯音的平均听阈进行分期：

①Ⅰ期听力损失程度≤25dB HL；②Ⅱ期 26～40dB HL；③Ⅲ期 41～70dB HL；④Ⅳ期 70dB HL 及以上。在梅尼埃病的Ⅰ期和Ⅱ期听力下降多表现为低频，随着病程的延长，高频均出现听力损失，至梅尼埃病的Ⅲ期、Ⅳ期全频听力损失达中度至中重度以上。

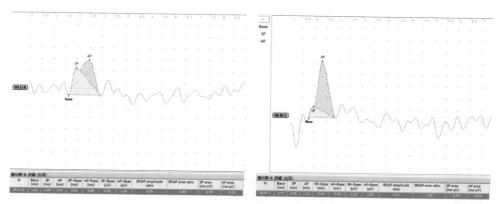

图 12-2-16 耳蜗电图检查结果

专科检查示外耳道及鼓膜无明显异常。

听力学检查表现为，鼓室图 A 型曲线，纯音听阈测试表现为单侧波动性听力下降。典型表现为：①急性期低频区听力下降，缓解期听力正常；②耳蜗电图 -SP/AP>40% 以及甘油试验阳性提示梅尼埃病可能性大，但有的患者耳蜗电图及甘油试验可无阳性结果。内耳钆造影 MRI 可显示前庭及耳蜗内积水的程度和范围。

五、噪声性聋病例分析

1. 病史情况 患者 36 岁，男性。主诉：近 1 个月余无明显诱因下出现双侧耳鸣，呈持续性高调样蝉鸣音；未诉明显听力下降、耳闷、耳痛、耳流脓、眩晕、面瘫等不适，无高血压、糖尿病等病史。追问病史，患者目前从事机械制造工作近 10 年余，平素工作环境噪声较大。

2. 专科检查 双侧外耳道通畅，双侧鼓膜完整，光锥可见。

3. 听力学检查 ①鼓室图示双侧 A 型曲线（图 12-2-17）；②声反射示双耳 4 000Hz 高频探测音同侧阈值提高，对侧未引出，余频率刺激声声反射同侧和对侧均引出（表 12-2-6）；③纯音测听示双侧 4 000Hz 高频听力明显下降，出现 V 形切迹（图 12-2-18）。

4. 初步诊断 双耳噪声性聋。

5. 综合病例分析 诊断噪声性聋必须有明确的噪声接触史，噪声接触的时间可长短不一，部分患者在短期接触噪声后即可出现听力下降表现，而部分患者在噪声接触多年后出现缓慢型的高频区的听力下降。临床大多数噪声性聋的患者多因出现耳鸣后来就诊，行听力检查后得以发现。

专科检查外耳道及鼓膜无明显异常。

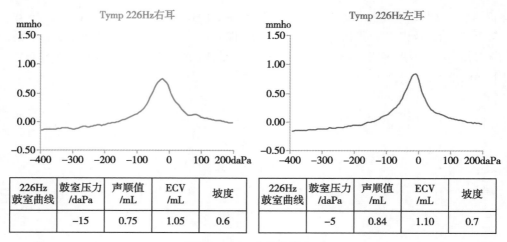

图 12-2-17　声导抗鼓室图

226Hz 鼓室曲线	鼓室压力 /daPa	声顺值 /mL	ECV /mL	坡度
	−15	0.75	1.05	0.6

226Hz 鼓室曲线	鼓室压力 /daPa	声顺值 /mL	ECV /mL	坡度
	−5	0.84	1.10	0.7

表 12-2-6　不同频率刺激声反射引出情况

侧别	右耳刺激声频率				左耳刺激声频率			
	0.5kHz	1kHz	2kHz	4kHz	0.5kHz	1kHz	2kHz	4kHz
同侧	90dB HL	85dB HL	85dB HL	100dB HL	90dB HL	85dB HL	85dB HL	100dB HL
对侧	85dB HL	90dB HL	95dB HL	NR	85dB HL	90dB HL	90dB HL	NR

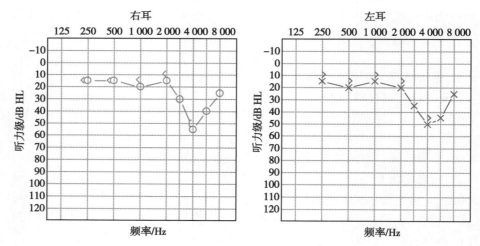

图 12-2-18　纯音听阈图

听力学检查表现为声导抗为 A 型曲线。声反射主要表现为高频同侧和对侧声发射阈值提高或消失。纯音测听示听力损伤早期多从 4 000Hz 或 6 000Hz 开始，听阈明显提高，其余频率听力正常范围，出现明显的 V 形切迹样听力图改变，随着噪声接触时间增加，其余频段听觉阈值也逐渐下降。

六、药物性聋病例分析

1. 病史情况 患儿 7 岁，男性。主诉：双耳进行性听力下降 1 月余。现病史：患儿家长诉患儿 3 月前无明显诱因出现视力下降，眼科就诊后确诊为视网膜母细胞瘤，1 月前开始进行化疗，近一个月患儿自觉双耳出现听力下降，不伴耳闷、耳鸣、耳痛及眩晕等。追问病史，患儿出生时双耳听力筛查均通过，学语不晚（2 岁左右能开口学说话），现口齿清晰，言语发育评估正常。家族中无类似病史。

2. 专科检查 双侧外耳道通畅，双侧鼓膜完整，光锥可见。

3. 听力学检查 ①声导抗鼓室图示双侧 A 型曲线（图 12-2-19）；②声反射示双耳 500Hz、1 000Hz 频率刺激声同侧和对侧均引出，2 000Hz 和 4 000Hz 频率刺激声同侧和对侧均未引出（表 12-2-7）；③纯音听阈测试示双耳高频极重度感音神经性听力损失（图 12-2-20）；④DPOAE 双耳高频 2 000Hz 以上幅值降低（图 12-2-21）。

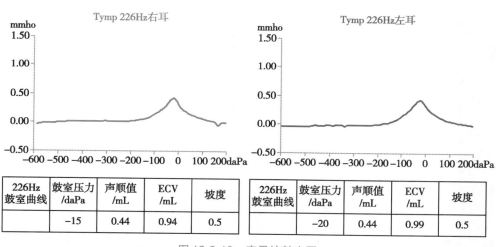

226Hz鼓室曲线	鼓室压力/daPa	声顺值/mL	ECV/mL	坡度
	−15	0.44	0.94	0.5

226Hz鼓室曲线	鼓室压力/daPa	声顺值/mL	ECV/mL	坡度
	−20	0.44	0.99	0.5

图 12-2-19　声导抗鼓室图

表 12-2-7　不同频率刺激声反射引出情况

侧别	右耳刺激声频率				左耳刺激声频率			
	0.5kHz	1kHz	2kHz	4kHz	0.5kHz	1kHz	2kHz	4kHz
同侧	85dB HL	90dB HL	NR	NR	85dB HL	90dB HL	NR	NR
对侧	95dB HL	95dB HL	NR	NR	90dB HL	90dB HL	NR	NR

4. 初步诊断 双侧药物性聋。

5. 综合病例分析 药物性聋是使用某些药物治病或人体接触某些化学制剂所引起的耳聋，临床上最常见的是由于使用了氨基糖苷类抗生素所致。目前临床已发现的耳毒性药物有氨基糖苷类抗生素（如庆大霉素、链霉素、卡那霉素、新霉素等）、其他抗生素（有氯霉素、盐酸万古霉素等）、抗肿瘤药物（如顺铂、氮芥、博

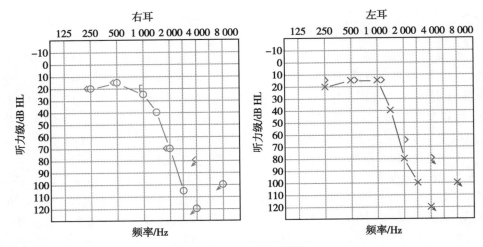

图 12-2-20　纯音听阈图

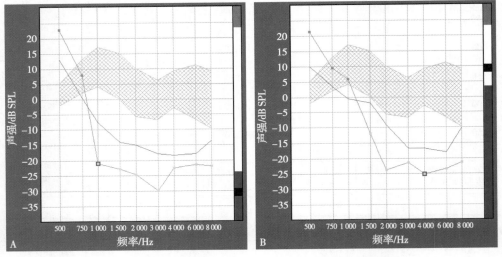

图 12-2-21　畸变产物耳声发射（DPOAE）各频率幅值情况
A. 右耳；B. 左耳。

来霉素等）、解热镇痛抗炎药物（如阿司匹林、吲哚美辛等）、抗疟药（如氯奎、奎宁等）、利尿剂（如呋塞米、依他尼酸等）。药物性聋主要表现为听觉系统的慢性中毒，以听力损失、耳鸣为主。听力损失多在用药后 1～2 周出现，逐渐加重，半年后逐渐稳定。听力损失多双侧对称，以高频听力损失开始，渐向低频扩展，少数人会继续恶化，至全聋。不同药物致听力损失各有其特点，氨基糖苷类抗生素致聋表现为早先出现 4 000Hz 以上高频听力下降，因语言频率尚未受累，患者常不觉听力下降，此时立即停药和采取治疗措施有可能制止听力下降的发展。此外，该类药有明显的家族易感性，用药量与中毒程度极不相称，少量用药即可导致不可逆的重度听力损失。利尿剂致聋多为可逆性的，早期停药后听力可恢复，但肾功能不良或与氨基糖苷类抗生素合并使用则会造成永久性聋。阿司匹林、普萘洛尔、肼苯哒嗪等致聋也为可逆性的,及时停药听力损失也可恢复。该患儿既往听力正常,1 个月前因视网膜母细胞瘤行顺铂等化疗药物后出现双耳进行性听力下降,纯音听阈测试示双耳对称性高频感音神经性听力损失,符合药物性聋的特点。

(陈建勇)

第三节 具有特殊表现的听力疾病病例分析

近年来,伴随新生儿听力筛查的广泛开展及相关听力诊断技术的发展,一些具有特殊表现的听力疾病逐步被临床所认识,其诊断及处理也不同于一般的感音神经性听力损失。

一、听神经病病例分析

(一)病例 1

1. 病史情况 患儿 10 月龄,男性。出生时体重 3.5kg,足月顺产,出生时无明显缺氧及黄疸。出院 5 天后患儿出现发热,伴面部明显黄染,急诊儿科就诊,查总胆红素 600μmol/L,考虑新生儿高胆红素血症,急诊收住入院。入院后予换血 2 次、蓝光照射、抗感染及营养神经等对症支持治疗,15 天后复查血清总胆红素 180μmol/L,给予出院,并嘱出院后进一步完善诊断性听力检查(因家庭原因未及时就诊听力门诊)。本次为求进一步诊断,门诊就诊。家长诉患儿听声有反应,声音稍大时会出现惊吓、惊醒反应。

2. 专科检查 双侧外耳道通畅,鼓膜完整,未见异常。

3. 听力学检查 ①声导抗鼓室图示双侧 A 型曲线(图 12-3-1);②声反射示双耳均未引出(表 12-3-1);③听性脑干反应示气导短声 95dB nHL 刺激声条件下双耳 I 波、Ⅲ波、Ⅴ波各波分化不清,未引出可重复的波形(图 12-3-2);④ DPOAE 检查示双耳均引出(图 12-3-3)。

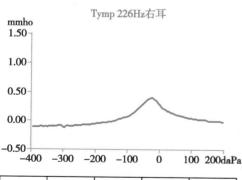

226Hz 鼓室曲线	鼓室压力 /daPa	声顺值 /mL	ECV /mL	坡度
	-20	0.40	0.65	0.6

226Hz 鼓室曲线	鼓室压力 /daPa	声顺值 /mL	ECV /mL	坡度
	-30	0.45	0.63	0.5

图 12-3-1 声导抗鼓室图

表 12-3-1 不同频率刺激声反射引出情况

侧别	右耳刺激声频率				左耳刺激声频率			
	0.5kHz	1kHz	2kHz	4kHz	0.5kHz	1kHz	2kHz	4kHz
同侧	NR	NR	NR	NR	NR	NR	NR	NR
对侧	NR	NR	NR	NR	NR	NR	NR	NR

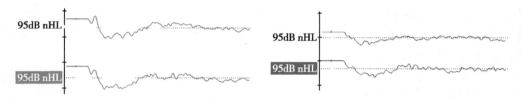

图 12-3-2 click-ABR 95dB nHL 声刺激强度下,双耳听性脑干反应(ABR)波形图
可见双耳Ⅰ波、Ⅲ波、Ⅴ波各波分化不清,未引出可重复的波形。

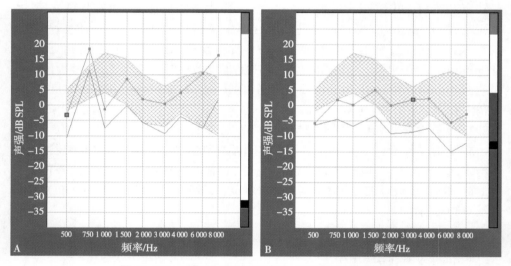

图 12-3-3 双耳 DPOAE 测试图:双耳各频率均引出
A. 右耳;B. 左耳。

4. 初步诊断 双侧听神经病。

5. 综合病例分析 对于高胆红素血症患儿,当游离的胆红素达到一定浓度时能自由通过新生儿薄弱的血-脑屏障,危害患儿的神经系统。听觉神经系统是受胆红素神经毒性作用的高敏感部位。血液中非结合胆红素不但可在内耳细胞和蜗核沉积,还可损害整个脑干组织,影响听神经和中枢神经系统,造成听觉传导通路的异常,在听力学上常表现为听神经病。国外有报道高胆红素血症患儿听力损失的发生率约为18%,重度需换血治疗的高胆红素血症患儿听力损失的发生率为35%。国内有文献报道,当 256.5μmol/L<胆红素浓度<340μmol/L 时听力损伤的发生率为8.2%,胆红素浓度≥340μmol/L 时听力损伤的发生率为43.5%。

当发生高胆红素血症时，胆红素沉积于神经元，引发听神经病变，在听力学检测上最先出现 ABR 的异常，表现出 ABR 反应阈升高和 / 或各波潜伏期和波间期的延长，或波形分化不佳、重复性差，或未见波形分化（见图 12-3-2）。其他听力学检查常表现为，鼓室图 A 型曲线，声反射不能引出（见图 12-3-1 和表 12-3-1），耳声发射能正常引出（见图 12-3-3）。进一步行耳蜗微音电位（CM）检查，如果能引出，则进一步证实听神经病的诊断（详见第六章第三节）。

（二）病例 2

1. 病史情况　患者 24 岁，男性。主诉：近 6 年来常自觉在日常生活交流过程中能听到声音，但内容分辨不清；未觉明显听力下降、耳鸣、耳闷、头晕、耳流脓等不适。为求进一步诊断，门诊就诊。

2. 专科检查　双侧外耳道通畅，鼓膜完整，光锥可见，未见充血及内陷。

3. 听力学检查　①鼓室图示双侧 A 型曲线（图 12-3-4）；②镫骨肌声反射检查示双耳均未引出（表 12-3-2）；③纯音听阈测试示双侧低频感音神经性听力下降（图 12-3-5）；④ DPOAE 检查结果示双耳均引出（图 12-3-6）；⑤ ABR 检查结果示双耳 I 波、III 波、V 波各波分化不清（图 12-3-7）；⑥言语测听示左耳最大言语识别率为 40%，右耳最大言语识别率为 50%，与纯音听阈不成比率下降（图 12-3-8）。

4. 初步诊断　双侧听神经病。

5. 综合病例分析　听神经病是外周听觉神经通路某种病变的疾病，言语识别障碍是该类患者的重要临床特征，患者常主诉能听得见但听不清讲话内容。

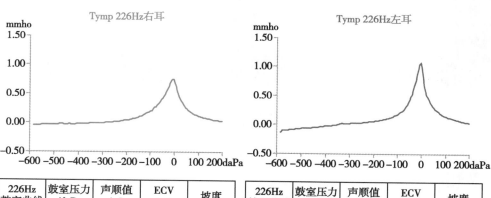

226Hz 鼓室曲线	鼓室压力 /daPa	声顺值 /mL	ECV /mL	坡度
	−5	0.76	0.96	0.6

226Hz 鼓室曲线	鼓室压力 /daPa	声顺值 /mL	ECV /mL	坡度
	0	1.09	1.17	0.7

图 12-3-4　声导抗鼓室图

表 12-3-2　不同频率刺激声反射引出情况

侧别	右耳刺激声频率				左耳刺激声频率			
	0.5kHz	1kHz	2kHz	4kHz	0.5kHz	1kHz	2kHz	4kHz
同侧	NR	NR	NR	NR	NR	NR	NR	NR
对侧	NR	NR	NR	NR	NR	NR	NR	NR

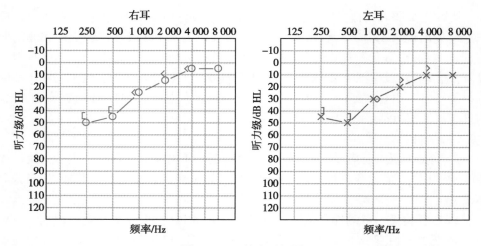

图 12-3-5　纯音听阈图

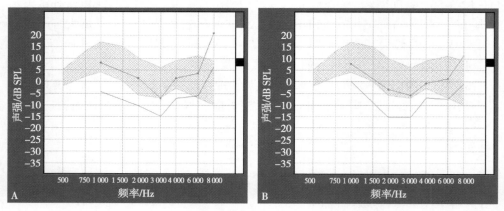

图 12-3-6　双侧 DPOAE 测试图

A. 左耳；B. 右耳。

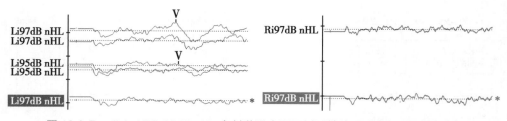

图 12-3-7　click-ABR 95dB nHL 声刺激强度下双侧听性脑干反应（ABR）波形图

　　听力学表现主要为时域处理能力下降、言语识别与 PTA 不符合、噪声下言语识别困难等。纯音测听以低频感音神经性听力损失为其特点之一（图 12-3-5），部分患者也可表现为平坦型、盆型。言语测听听阈与纯音听阈不成比率下降。有些听神经病患者安静条件下言语识别能力依旧较好，但噪声条件下言语识别能力显著下降。鼓室图表现为 A 型曲线，但声反射引不出或阈值提高。电生理学检查示

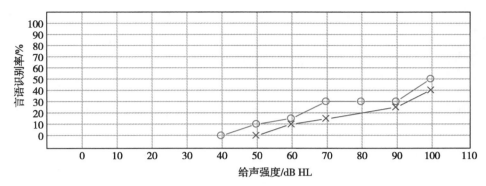

图 12-3-8　言语识别 - 强度函数曲线（P-I 曲线）图

ABR 表现为波形缺失或分化不良，但 DPOAE 和 CM 可正常引出。听神经病可出生时即发病，也可以青少年时发病。本例患者为青年男性，成年后发病，听力学表现及检查均符合上述听神经病的诊断。

二、大前庭水管综合征病例分析

（一）病例 1

1. 病史情况　患儿 28 月龄，男性，出生体重不详。足月顺产，无缺氧、黄疸、窒息等病史。患儿出生时初筛和复筛双耳均未通过，于 3 月龄时至当地医院就诊，发现双侧存在听力损失，建议选配助听器，但患儿父母自觉患儿听声有反应，遂未予选配助听器。本次就诊诉患儿目前还不会说话。

2. 专科检查　双侧外耳道通畅，鼓膜完整，未见异常。

3. 听力学检查　①鼓室图示双侧 A 型曲线（图 12-3-9）；②镫骨肌声反射双耳 4kHz 频率声反射同侧和对侧均未引出（表 12-3-3）；③ click-ABR 气导反应阈左耳 65dB nHL、右耳 60dB nHL（图 12-3-10），骨导 ABR 反应阈左耳为 25dB nHL、右耳为 15dB nHL（图 12-3-11）；④ DPOAE 示双耳各频率均未引出，（图 12-3-12）。

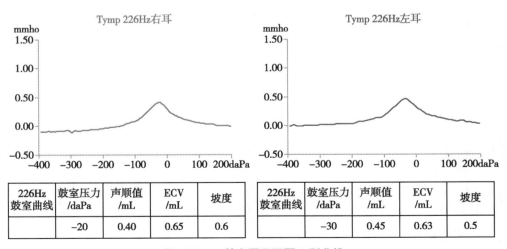

226Hz 鼓室曲线	鼓室压力 /daPa	声顺值 /mL	ECV /mL	坡度
	−20	0.40	0.65	0.6

226Hz 鼓室曲线	鼓室压力 /daPa	声顺值 /mL	ECV /mL	坡度
	−30	0.45	0.63	0.5

图 12-3-9　鼓室图示双耳 A 型曲线

表 12-3-3　不同频率刺激声反射引出情况

侧别	右耳刺激声频率				左耳刺激声频率			
	0.5kHz	1kHz	2kHz	4kHz	0.5kHz	1kHz	2kHz	4kHz
同侧	85dB HL	90dB HL	100dB HL	NR	85dB HL	90dB HL	105dB HL	NR
对侧	90dB HL	90dB HL	105dB HL	NR	90dB HL	80dB HL	110dB HL	NR

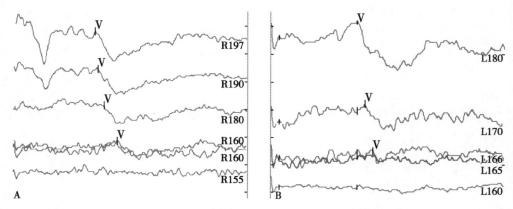

图 12-3-10　click-ABR 声刺激条件下双耳 ABR 波形图
A. 右耳反应阈为 60dB nHL；B. 左耳反应阈为 65dB nHL。

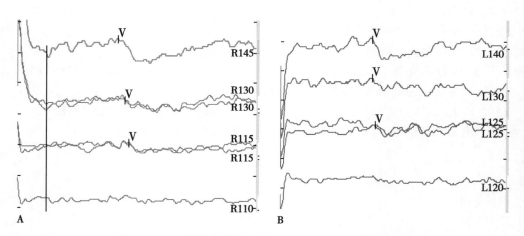

图 12-3-11　骨导声刺激条件下双耳 ABR 反应阈波形图
A. 左耳反应阈为 25dB nHL；B. 右耳反应阈为 15dB nHL。

4. 影像学检查　颞骨 CT 检查示双侧前庭水管扩大（图 12-3-13）。

5. 初步诊断　双侧大前庭水管综合征。

6. 综合病例分析　随着新生儿听力筛查的普遍开展，通过早期的听力检查和影像学评估，越来越多的听力损失儿童得以早期确诊为大前庭水管综合征。

　　婴幼儿童大前庭水管综合征的主要听力学表现是双侧鼓室图均为 A 型，耳声发射能否正常引出与患儿的听力损失程度有关。大部分患者可见 ABR 气导和骨

导存在气 - 骨导差，同时部分患儿在行 ABR 检测时，在高刺激声强下，可以出现特异性的短潜伏期负反应波（图 12-3-14）。确诊需行颞骨 CT 检查，诊断依据为：①外半规管或总脚层面显示岩骨后缘有深大三角形或裂隙状边缘清晰的明显骨缺损影取代细长状影；②骨缺损影内端（即前庭水管近段）与前庭或总脚直接相通；③前庭总脚至前庭水管外口之间中点的最大管径宽度 >1.5mm，且边缘清晰（见图 12-3-13）。

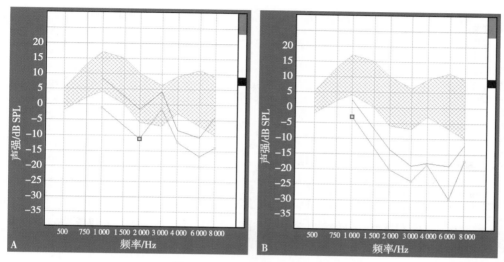

图 12-3-12　DPOAE 检查结果
提示双耳均通过。A. 右耳；B. 左耳。

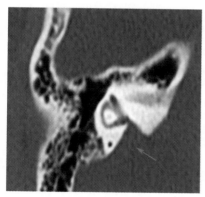

图 12-3-13　颞骨 CT 检查
示前庭水管外口宽度（前庭水管骨嵴至总骨脚后侧壁的垂直距离 ODVA）>2.0mm（红色箭头）。

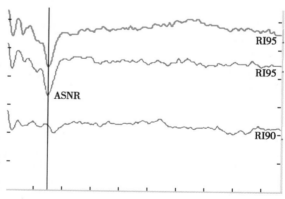

图 12-3-14　高刺激声强度下气导 click-ABR 波形
可见短潜伏期负反应波（ASNR），潜伏期 3ms 左右。

（二）病例 2

1. 病史情况　患者 15 岁，男性。主诉：反复波动性、进行性听力下降 2 年，在感冒、头部剧烈运动或外伤等情况下出现明显听力下降；发作时未诉明显耳痛、耳鸣、耳闷、头晕等不适。

2. 专科检查 双侧外耳道通畅,鼓膜完整,未见异常。

3. 听力学检查 ①鼓室图示双侧 A 型曲线(图 12-3-15);②镫骨肌声反射示双耳未引出(表 12-3-4);③纯音听阈测试示双耳极重度混合性听力损失,气导听阈在极重度听力损失,骨导低频在轻度至中度,气 - 骨导差明显,中高频骨导无响应(图 12-3-16)。

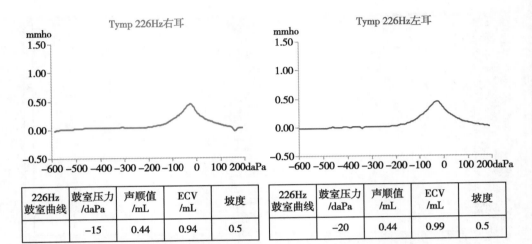

226Hz 鼓室曲线	鼓室压力 /daPa	声顺值 /mL	ECV /mL	坡度
	−15	0.44	0.94	0.5

226Hz 鼓室曲线	鼓室压力 /daPa	声顺值 /mL	ECV /mL	坡度
	−20	0.44	0.99	0.5

图 12-3-15 声导抗鼓室图

表 12-3-4 不同频率刺激声反射引出情况

侧别	右耳刺激声频率				左耳刺激声频率			
	0.5kHz	1kHz	2kHz	4kHz	0.5kHz	1kHz	2kHz	4kHz
同侧	NR	NR	NR	NR	NR	NR	NR	NR
对侧	NR	NR	NR	NR	NR	NR	NR	NR

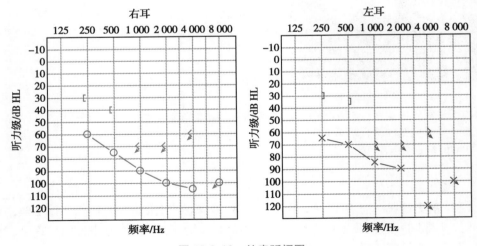

图 12-3-16 纯音听阈图

4. 影像学检查 颞骨 CT 检查示双侧前庭水管扩大（图 12-3-17）。

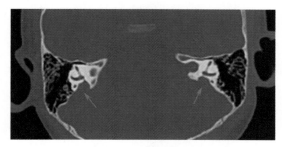

图 12-3-17 颞骨 CT 检查

双侧前庭水管扩大，呈宽大的三角形，边缘锐利光滑。

5. 初步诊断 双耳大前庭水管综合征。

6. 综合病例分析 大前庭水管综合征是儿童最常见的听力损失原因之一，部分患儿在早期可以表现为正常的听力曲线。随着年龄的增大，听力出现波动性变化，并逐渐加重，甚至达极重度听力损失。听力波动常于感冒、头部外伤、剧烈的体位运动后出现。

专科检查及鼓室图常显示中耳功能正常（A 型鼓室图）。纯音听阈测试表现为混合性听力下降，低频听阈在轻 - 中度听力损失的范围，气 - 骨导差明显，高频表现为重度 - 极重度的感音神经性听力损失的特征性的听力曲线。确诊需要行颞骨 CT 检查。

三、前半规管裂隙综合征病例分析

1. 病史情况 患者 45 岁，女性。主诉：反复头晕 20 余年、进行性听力下降 2 年，常在听大声、擤鼻涕吹张动作、咳嗽等情况下出现头晕或眩晕感，伴听力下降、耳闷堵感；未诉耳鸣、头痛、耳流脓等症状。

2. 专科检查 双侧外耳道通畅，鼓膜完整，未见异常。

3. 听力学检查 ①声导抗鼓室图示双侧 A 型曲线（图 12-3-18）；②镫骨肌声反射提示双耳正常引出（表 12-3-5）；③纯音听阈测试示左耳低频出现气 - 骨导差（图 12-3-19）；④ cVEMP 检查示左耳的 cVEMP 波形振幅较右耳明显增高，左侧阈值为 50dB nHL，右侧为 80dB nHL，左侧较右侧阈值明显降低（图 12-3-20）。

4. 影像学检查 颞骨 CT 检查示左侧前半规管出现骨性裂隙（图 12-3-21）。

5. 诊断 左侧前半规管裂隙综合征。

6. 综合病例分析 近年来随着颞骨薄层高分辨率 CT 技术的发展，前半规管裂隙综合征（SCD）逐步被临床所认识，并引起越来越多的重视。SCD 是前半规管的骨性缺损而导致的一系列听功能及前庭功能紊乱的症状。由于前半规管弓状隆起处存在骨性裂口，即临床所述的"内耳第三窗"，患者常在反复强声刺激、吹张动作、咳嗽等情况下引起中耳或颅内压力增加后，进一步导致内耳内淋巴流动，从而诱发听力下降、眩晕、震动幻觉等听觉 - 前庭症状和体征。

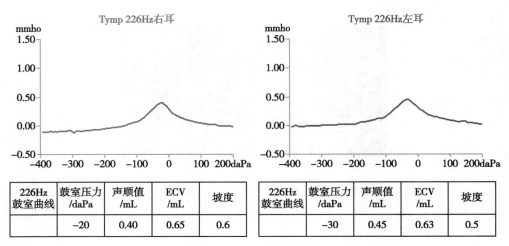

图 12-3-18 声导抗鼓室图

226Hz 鼓室曲线	鼓室压力 /daPa	声顺值 /mL	ECV /mL	坡度
	−20	0.40	0.65	0.6

226Hz 鼓室曲线	鼓室压力 /daPa	声顺值 /mL	ECV /mL	坡度
	−30	0.45	0.63	0.5

表 12-3-5 不同频率刺激声反射引出情况

侧别	右耳刺激声频率				左耳刺激声频率			
	0.5kHz	1kHz	2kHz	4kHz	0.5kHz	1kHz	2kHz	4kHz
同侧	80dB HL	80dB HL	85dB HL	85dB HL	90dB HL	90dB HL	90dB HL	90dB HL
对侧	90dB HL	95dB HL	95dB HL	95dB HL	95dB HL	95dB HL	95dB HL	95dB HL

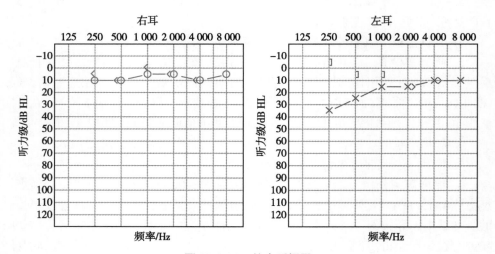

图 12-3-19 纯音听阈图

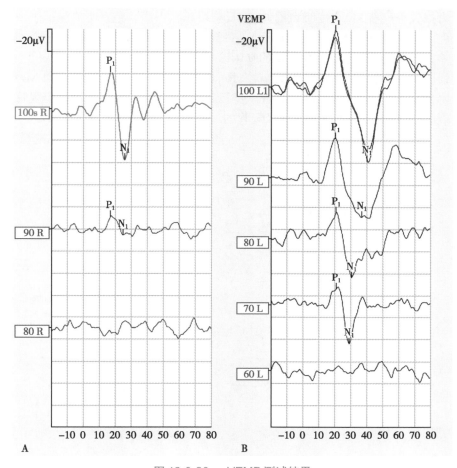

图 12-3-20 cVEMP 测试结果

A. 右耳；B. 左耳（本病例 cVEMP 测试图形由北京市耳鼻咽喉研究所提供）。

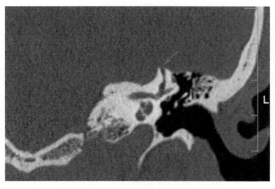

图 12-3-21 颞骨 CT 显示左侧前半规管出现裂隙样
骨性缺损（红色箭头所示）

专科检查及声导抗常显示外中耳功能正常（A 型鼓室图）。声反射能否引出，与听力损失程度有关，轻度听力损失，声反射可正常引出。纯音听阈测试表现为低频轻度 - 中度传导性听力损失，出现气 - 骨导差，中频和高频听力基本正常，无气 - 骨导差。cVEMP 检查对提示 SCD 的临床诊断有重要的指导作用，表现为同一高刺激声强度下患耳的 cVEMP 波形振幅较对侧耳（正常耳）明显增高，但 cVEMP 阈值明显降低（见图 12-3-20）。确诊需进一步行颞骨 CT 检查，可见左侧前半规管出现骨性裂隙，裂隙位于颅中窝底、前半规管的最高点，可见鼓室盖及鼓窦盖缺失。

（陈建勇）

参考文献

1. 国家技术监督局. GB/T 16296—1996 声学 测听方法 第 2 部分：用纯音及窄带测试信号的声场测听. 北京：中国标准出版社, 1996.

2. 国家技术监督局. GB/T 16403—1996 声学 测听方法 纯音气导和骨导听阈基本测听法. 北京：中国标准出版社, 1997.

3. 韩德民, 许时昂. 听力学基础与临床. 北京：科学技术文献出版社, 2004.

4. 韩德民. 人工耳蜗. 北京：人民卫生出版社, 2003.

5. 韩东一, 翟所强, 韩维举. 临床听力学. 2 版. 北京：中国协和医科大学出版社, 2008.

6. 黄选兆, 汪吉宝, 孔维佳. 实用耳鼻咽喉头颈外科学. 2 版. 北京：人民卫生出版社, 2008.

7. 李兴启, 王秋菊. 听觉诱发反应及应用. 2 版. 北京：人民军医出版社, 2015.

8. 亓贝尔, 刘博. 信号处理技术在瞬态声诱发耳声发射中的应用. 国际耳鼻咽喉头颈外科杂志, 2009, 33（6）：333-336.

9. 孙喜斌, 张华. 助听器验配师. 北京：中国劳动社会保障出版社, 2009.

10. 卫生部. 新生儿听力筛查技术规范（2010 年版）.（2010-12-01）[2022-06-24]. http://www.nhc.gov.cn/fys/s3585/201012/170f29f0c5c54d298155631b4a510df0.shtml.

11. 郗昕. 言语测听的基本操作规范（下）. 听力学及言语疾病杂志, 2011, 19（6）：582-584.

12. 于黎明, 陈洪文. 医用声学计量测试实用技术. 北京：中国计量出版社, 2006.

13. 张华. 助听器. 北京：人民卫生出版社, 2004.

14. 中华耳鼻咽喉头颈外科杂志编辑委员会, 等. 人工耳蜗植入工作指南（2013）. 中华耳鼻咽喉头颈外科杂志, 2014, 49（2）：89-91.

15. 中华耳鼻咽喉头颈外科杂志编辑委员会, 中华医学会耳鼻咽喉头颈外科学分会. 突发性聋 4. 诊断和治疗指南. 中华耳鼻咽喉头颈外科杂志, 2015, 50（6）：443-447.

16. 中华耳鼻咽喉头颈外科杂志编辑委员会. 梅尼埃病诊断和治疗指南（2017）. 中华耳鼻咽喉头颈外科杂志, 2017, 52（3）：167-172.

17. 中华人民共和国国家技术监督局, 中国国家标准化管理委员会. GB/T 3785.1—2010 电声学声级计第 1 部分：规范. 北京：中国标准出版社, 2011.

18. BAGAATTO M, SEEWALD R, SCOLLIE S D, et al. Evaluation of a probe tube insertion technique for measuring the real-ear-to-coupler difference（RECD）in young infants. J Am Acad Audio, 2006, 17（8）：573-581.

19. British Society of Audiology and British Academy of Audiology. Guidance on the use of real ear measurement to verify the fitting of digital signal processing hearing aids. 2007.

20. British Society of Audiology Balance Interest Group. Performing cervical vestibular evoked myogenic potential measurements. 2012.

21. British Society of Audiology. Recommended procedure for taking an aural impression. British Journal of Audiology，1986，20（4）：315-316.

22. British Society of Audiology. Recommended procedure for taking an aural impression. 2007.

23. British Society of Audiology. Recommended procedure tympanometry. 2014.

24. British Society of Audiology. Recommended procedure：Pure-tone air-conduction and bone-conduction threshold audiometry with and without masking. 2011.

25. BROWN C J，ABBAS P J，BERTSCHY M，et al. Longitudinal assessment of physiological and psycho-physical measures in cochlear implant users. Ear Hear. 1995，16（05）：439-449.

26. BROWN C J，ABBAS P J，FRYAUF-BERTSCHY H，et al. Intraoperative and postoperative electrically evoked auditory brain stem responses in nucleus cochlear implant users：implications for the fitting process. Ear Hear. 1994，15（02）：168-176.

27. DILLON H，KEIDSER G. Is probe-mic measurement of HA gain-frequency response best practice? Hearing Journal，2003，56（10）：28-30.

28. 国家质量技术监督局. 声学 测听方法 第 3 部分：语言测听 非书资料：GB/T 17696—1999. 北京：中国标准出版社，1999.

29. JAMES W H. New handbook of auditory evoked responses. Boston：Pearson Education. Inc.，2007，109-170.

30. KATZ J，CHASIN M，ENGLISH K，et al. Handbook of clinical audiology. 7th ed. Philadelphia：2014.

31. KATZ J. 临床听力学：第 5 版. 韩德民，译. 北京：人民卫生出版社，2006.

32. LAWSON G，PETERSON M. Speech audiometry. San Diego：Plural Publishing，2011.

33. MASON S M，O'DONOGHUE G M，GIBBIN K P，et al. Perioperative electrical auditory brain stem response in candidates for pediatric cochlear implantation. Am J Otol. 1997，18（04）：466-471.

34. MUELLER H G，HAWKINS D B，NORTHERN J L. Probe microphone measurements：Hearing aid selection and assessment. Singular Press. 1992.

35. NIPARKO J K，KIRK K H，MELLON N K. 人工耳蜗植入原理与实践. 王直中，曹克利，译. 北京：人民卫生出版社，2003.

36. SEYLE K，BROWN C J. Speech perception using maps based on neural response telemetry measures. Ear Hear. 2002，（1 Suppl.）：72S-79S.

37. SHALLOP J K，ASH K R. Relationships among comfort levels determined by cochlear implant patient's self-programming，audiologist's programming，and electrical stapedius reflex thresholds. Ann Otol Rhinol Laryngol Suppl. 1995，（166）：175-176.

38. SHANKS J E，LILLY D J，MARGOLIS R H，et al. Tutorial：tympanometry. J Speech Hear Dis，1988，55：354-377.

39. SHI W，JI F，LAN L，et al. Characteristics of cochlear microphonics in infants and young children with auditory neuropathy. Acta Otol，2012；132（2）：188-196.

40. VAN DEN BORNE B，MENS L H，SNIK A F，et al. Stapedius reflex and EABR thresholds in experienced users of the Nucleus cochlear implant. Acta Otolaryngol. 1994，114（02）：141-143.

41. British Society of Audiology. Recommended Procedure Vestibular Assessment -eye movement recordings. Bathgate：British Society of Audiology，2015.

42. 李晓璐，卜行宽，KAMRAN B，等. 实用眼震电图和眼震视图检查. 2 版. 北京：人民卫生出版社，2015.

43. 高林溪. 视频头脉冲试验临床研究进展. 听力学及言语疾病杂志，2015（5）：554-555.

44. 于立身. 前庭功能检查技术. 西安：第四军医大学出版社，2012.

45. 刘莎. 小儿行为测听（1）. 听力学及言语疾病杂志，2014，22（04）：450.

46. 刘莎. 小儿行为测听（2）. 听力学及言语疾病杂志，2014，22（05）：557-558.

47. 刘莎，董瑞娟. 小儿行为测听（3）. 听力学及言语疾病杂志，2017，25（01）：109-110.

48. 刘莎，董瑞娟. 小儿行为测听（4）. 听力学及言语疾病杂志，2017，25（02）：219-220.

49. 刘莎，董瑞娟. 小儿行为测听（5）. 听力学及言语疾病杂志，2017，25（03）：331-332.

50. 刘莎，董瑞娟. 小儿行为测听（6）. 听力学及言语疾病杂志，2017，25（04）：443-444.

51. 刘莎，董瑞娟. 小儿行为测听（7）. 听力学及言语疾病杂志，2017，25（05）：555-556.

52. 刘莎，董瑞娟. 小儿行为测听（8）. 听力学及言语疾病杂志，2017，25（06）：668-669.

53. 刘莎，董瑞娟. 小儿行为测听（9）. 听力学及言语疾病杂志，2018，26（01）：108-110.

附　录

附录 1　符合 GB/T 7614 规定的耳模拟器中的基准等效阈声压级

频率 /Hz	基准等效阈声压级 /dB（基准声压：20μPa）
125	45
160	38.5
200	32.5
250	27
315	22
400	17
500	13.5
630	10.5
750	9
800	8.5
1 000	7.5
1 250	7.5
1 500	7.5
1 600	8
2 000	9
2 500	10.5
3 000	11.5
3 150	11.5
4 000	12
5 000	11
6 000	16
6 300	21
8 000	15.5

附录 2　骨振器位于乳突部位的基准等效阈力级

频率 /Hz	基准等效阈力级 [1] （基准值为 1μN）/dB	频率 /Hz	基准等效阈力级 [1] （基准值为 1μN）/dB
250	67.0	1 600	35.5
315	64.0	2 000	31.0
400	61.0	2 500	29.5
500	58.0	3 000	30.0
630	52.5	3 150	31.0
750	48.5	4 000	35.5
800	47.0	5 000	40.0
1 000	42.5	6 000	40.0
1 250	39.0	6 300	40.0
1 500	36.5	8 000	40.0

附录 3　声场测听的 1/3 倍频带最大允许环境声压级(L_{max})/dB SPL

1/3 倍频程带的中心频率 /Hz	最低测试声频率	
	125Hz	250Hz
31.5	52	60
40	44	53
50	38	46
63	32	41
80	27	36
100	22	32
125	17	25
160	14	18
200	12	12
250	10	10
315	8	8
400	6	6
500	5	5
630	5	5
800	4	4
1 000	4	4
1 250	4	4
1 600	5	5
2 000	5	5
2 500	3	3
3 150	1	1
4 000	−1	−1
5 000	1	1
6 300	6	6
8 000	12	12
10 000	14	14
12 500	15	15

注:"最低测试音频率"指的是声场测听时所测至的最低频率。由表中可以看出,如需测至 125Hz,声场的最大允许环境噪声级在 200Hz 以下的频率上较之仅测至 250Hz 的情况更低,即考虑了 200Hz 以下频率环境噪声对 125Hz 听阈的影响。

附录4　声场测听的基准听阈

频率 f/Hz	基准听阈		差值 ΔL^b/dB
	自由场测听（前向入射）T_f（基准 20μPa）/dB	扩散场测听 T'_f（基准 20μPa）/dB	
20	78.5	78.5	0
25	68.7	68.7	0
31.5	59.5	59.5	0
40	51.1	51.1	0
50	44.0	44.0	0
63	37.5	37.5	0
80	31.5	31.5	0
100	26.5	26.5	0
125	22.1	22.1	0
160	17.9	17.9	0
200	14.4	14.4	0
250	11.4	11.4	0
315	8.6	8.4	0.2
400	6.2	5.8	0.4
500	4.4	3.8	0.6
630	3.0	2.1	0.9
750	2.4	1.2	1.2
800	2.2	1.0	1.2
1 000	2.4	0.8	1.6
1 250	3.5	1.9	1.6
1 500	2.4	1.0	1.4
1 600	1.7	0.5	1.2
2 000	−1.3	−1.5	0.2
2 500	−4.2	−3.1	−1.1
3 000	−5.8	−4.0	−1.8
3 150	−6.0	−4.0	−2.0
4 000	−5.4	−3.8	−1.6
5 000	−1.5	−1.8	0.3
6 000	4.3	1.4	2.9
6 300	6.0	2.5	3.5
8 000	12.6	6.8	5.8
9 000	13.9	8.4	5.5
10 000	13.9	9.8	4.1
11 200	13.0	11.5	1.5
12 500	12.3	14.4	−2.1
14 000	18.4	23.2	−4.8
16 000	40.2	43.7	−3.5
18 000	73.2	—	—

注：数据来自国家标准《GB/T 4854.7—2008 声学校准测听设备的基准零级第7部分：自由场与扩散场测听的基准听阈》

附录 5　新生儿听力筛查知情同意书模板

省（自治区、直辖市）
新生儿听力筛查知情同意书

母亲姓名	新生儿性别	出生日期	住院病历号

　　新生儿听力筛查是根据《中华人民共和国母婴保健法实施办法》、卫生部《新生儿疾病筛查管理办法》在新生儿期对严重危害新生儿健康的先天性、遗传性疾病实施的专项检查。目前主要采用的新生儿听力筛查技术有耳声发射和自动听性脑干反应等技术。这些技术都是客观、敏感和无创伤的方法。筛查结果分为通过和不通过两种，筛查结果不通过者，应当在 42 天内到筛查机构进行复筛，未通过复筛的婴儿需在 3 个月龄内到省级卫生行政部门指定的听力障碍诊治机构进一步确诊。筛查费用元，由支付。

知情选择

　　我已经充分了解了该项检查的性质、合理的预期目的、风险性和必要性，对其中的疑问已经得到医生的解答。

　　我同意接受新生儿听力筛查。

监护人签名：　　　年　　　月　　　日

　　我已被告知孩子患耳聋可能导致的不良后果，我不同意接受新生儿听力筛查。

监护人签名：　　　年　　　月　　　日

监护人　现住地址：　　　　　　省（区、市）　　　　州（市）　　　　县（市、区）
乡（镇）/街道　　　　　　村 / 号　监护人联系方式：

筛查技术人员陈述

　　我已经告知监护人该新生儿将要进行听力筛查的性质、目的、风险性、必要性和费用，并且解答了关于此次筛查的相关问题。

筛查技术人员签名：　　　年　　　月　　　日

　　摘自：中华人民共和国卫生部. 新生儿听力筛查技术规范［卫妇社发〔2010〕96 号］. 中国儿童保健杂志，2011，19（6）：574-575.